에도시대 유녀에게 배우는

요가 소녀경 經

여성호르몬과 **아름다운 난자**를
만드는 **48가지 요가**

스즈키 마리 지음, 북스타편집부 옮김

BOOK ★ STAR

Original Japanese title: SHIJUHATTE-YOGA
Copyright © 2018 Mari Suzuki
Original Japanese edition published by Dank Co., Ltd.
Korean translation rights arranged with Dank Co., Ltd. through The English Agency (Japan) Ltd.

스트레스와 나이에
지지 않는 몸을 만들다

"나는 누가 뭐래도 여자이며, 여자로서 사는 걸 즐겨요."

― 마릴린 먼로 ―

생리통은 '당연한 것'이 아닙니다

난소호르몬(에스트로젠)은 여성에게 친숙한 소위 '여성호르몬'의 대명사입니다.

여성스러운 'S라인'을 만들어 주고 임신을 준비하는 역할을 하지요. 임신을 시도하고 계신 분이라면 특히 신경 쓰게 되는 호르몬이 아닐까 싶습니다.

그 밖에도 자율신경을 안정시켜 초조함이나 불안함을 가라앉히는 작용을 하고, 대사를 촉진시켜 혈류를 개선해 피부결과 탄력을 개선하는 미용 작용도 합니다.

반면, 비단 여성호르몬에 국한된 이야기는 아니지만, 스트레스나 과로가 호르몬 분비를 저해하여 컨디션 불량을 비롯한 다양한 신체 변화를 경험했다는 분도 많습니다.

저는 아유르베다(Ayurveda) 살롱의 테라피스트로서 지금까지 5,000명 이상의 고객을 상담하고 치료해 왔습니다.

우리 살롱의 경우 단순히 미용 목적으로 방문하는 손님은 오히려 적은 편이고 대부분이 불임 치료, 생리 불순, 자궁근종, 갱년기 증상 등의 여성 질환과 우울증, 공황장애, 현기증, 이명 등의 스트레스 증상을 겪는 분들입니다. 하지만 이 중 대다수는 '몸 상태가 좋지 않지만 병원에 갈 정도는 아니다'라고 말합니다.

이는 아유르베다가 면역력과 치유력을 향상시켜 자신의 몸은 스스로 치료한다는 취지의 체질 개선을 목적으로 하고 있기 때문입니다.

이러한 고객들을 매일 마주하다 보면 차츰 통계적 요소가 눈에 들어옵니다.

예를 들어 여성은 27~28세 즈음부터 부인과 계통의 고민이 늘어 납니다. 생리 중단과 불안정한 주기, 생리 전 감정 기복, 무배란, 불임 등을 들 수 있습니다.

우리 살롱을 방문하는 고객의 90%는 생리통과 생리 전 증상을 겪고 있으며, 이를 당연하다고 여기고 있습니다.

하지만 이는 절대로 '당연한 것'이 아닙니다.

빼놓을 수 없는 원인 중 하나로 여성호르몬의 불균형을 꼽을 수 있습니다.

많은 현대 여성이 사회 진출에 따른 스트레스로 호르몬 밸런스 를 무너뜨리고 있습니다. 밸런스가 깨진다는 것은 본연의 상태가 아니게 됨을 의미하므로 여성 질환은 물론 냉증과 체중 증가로도 직결됩니다.

---

* 아유르베다(Ayurveda)

인도에서 탄생한 5,000년 이상의 역사를 가진 세계에서 가장 오래된 전통 의학. 문진(問診), 설진(舌診), 맥진(脈診) 등을 통해 체질을 진단하고 오일 마사지 및 소독 프로그램, 식이요법 등으로 신체 부조화를 개선해 나가는 치료법이다. 세계보건기구(WHO)가 정식으로 인정한 예방의학, 대체의학이다.

호르몬 치료로 10kg이 불어난
기절초풍할 경험

잠깐 제 이야기를 하겠습니다.

실은 저 자신도 초경 무렵부터 생리통이 심했고 호르몬 밸런스가 망가지기 일쑤였습니다.

중고등학교에 진학할 무렵에는 성장기의 호르몬 불균형에서 비롯한 습진이 얼굴과 목, 유륜에 심하게 올라와 대학생 때까지 낫지 않았습니다. 평상시 체온도 35.4도로 낮은 편이라 매일같이 '안색이 나쁘다'는 걱정 어린 말을 듣곤 했죠. 실없는 농담을 좋아하고 큰소리로 웃어 대는 '호쾌한 라틴 여자'로서의 면모밖에 모르는 주변 분들은 쉬이 믿지 못하지만, 건강했던 유년 시절 기억이 없는 것은 사실입니다.

26세 무렵에는 '과로'로 인해 여성호르몬인 에스트로젠 수치가 현저히 낮아져 황체호르몬이 과잉 분비된 탓에 뇌종양 의심 판정을 받았고, 30세에는 폐경을 맞이했습니다.

3년간의 호르몬 치료를 거치며 체중이 급속히 10kg이나 불어나 갖고 있던 옷은 하나도 맞지 않을 지경이었고, 오랜만에 만난 친구는 말을 잃었습니다.

두고 볼 수만은 없어 당분을 자제하는 식단을 짜고 30만 엔에 육박하는 다이어트 마사지도 계약했지만, 체중은 2~3kg을 넘나들더니 결국은 원상 복구되었습니다. 헬스장을 꾸준히 다니는 건 예전부터 성미에 맞지 않았고 무얼 하든 작심삼일에 그치고 말았습니다.

불어난 살이 좀처럼 빠지지 않는다는 것 외에도 약물 부작용으로 인한 부종과 두통, 권태감을 심하게 겪으며 무척이나 힘든 나날을 보냈습니다.

'호르몬 밸런스가 무너지면 신체적, 정신적, 경제적으로도 아프구나! 약물 부작용은 지긋지긋해!'

이런 생각으로 이전부터 연구해 왔던 아유르베다에 한방 등 동양 의학과 태극권, 요가를 접목하여 '여성호르몬을 늘리고 안정시키는 스트레치'라는 새로운 개념의 '조호레치(johoretch)' 운동을 개발했습니다.

조호레치는 '여성호르몬+스트레치'의 합성어로서, 명칭 그대로 여성호르몬과 밀접한 관계를 가진 자율신경을 안정시킴으로써 호르몬 분비를 돕는 운동입니다.

이 조호레치를 원래부터 운영하던 댄스 레슨에 조금씩 구성해 넣고, 개인 레슨에서 학생들의 신체 고민 해소를 설계하는 등의 활동을 지속하였더니 '생리통이 없어졌다', '생리 주기가 일정해졌다', '냉증이 개선되었다', '붓기가 없어졌다', '폐경 후 생리가 재개되었다', '피부결이 몰라보게 좋아졌다' 등 기분 좋은 후일담이 들려오게 되었습니다.

입소문을 탄 조호레치가 잡지나 방송, 인터넷 기사로 다뤄지게 되면서 '조호레치 엑서사이즈 DVD'는 아마존의 스포츠 피트니스

DVD 분야에서 1위를 차지하는 등 많은 호평을 받았습니다.

그리하여 최근에는 테라피스트 겸 조호레치 강사로 활동하고 있습니다.

춘화전에서 목격한
'오에도 48수(大江戸 四十八手)'의 충격

조호레치를 보다 효과적으로 개량하기 위해(구체적으로는 조호레치의 약점이었던 '체력 강화'와 호르몬 분비를 촉진할 수 있는 동작이 없을지) 탐구를 거듭하던 결과 도달한 것이 바로 이 책의 테마 '48수'였습니다.

그 존재를 알게 된 것은 도쿄 에이세이분코(永青文庫) 미술관에서 개최된 춘화전에 방문했을 때입니다.

48수란 '오에도 48수(大江戸 四十八手)'라고도 하며 에도시대에 유행했던 48종류에 달하는 남녀의 동작, 즉 섹스 체위를 가리킵니다. 춘화에 묘사된 '그것'은 참으로 곡예적이었고,여성이 다리를 벌리는 장면은 요가를 연상시키는 데다 다리를 올려 체간을 지지하거나 몸을 젖히는 자세는 섹시하고 에로틱했습니다.

단순히 야한 것에 그치지 않고 에도시대의 연애 정서를 그대로 반영하고 있는 것도 인상적이었습니다.

춘화를 본 것은 우키요에 전시회를 포함해 몇 번 있었지만, 너무나도 충격적이었던 이 춘화전에는 뜻하지 않게 3번이나 방문하게 되었습니다.

관람객은 남녀노소 가릴 것 없이 60%가 남성, 40%가 여성이었는데, 너나 할 것 없이 유리 벽 너머로 빨려 들어갈 듯 집중해서 보고 있었던 기억이 납니다. 이 춘화전에는 무려 21만 명의 관람객이 방문해 '춘화 원년'이라고 불릴 정도의 반향을 일으켰다고 합니다.

시대를 뛰어넘은 춘화의 매력에 푹 빠져 버린 저는 48수를 조호레치에 접목할 수 있을 것이라 직감했고, 귀가 하기가 무섭게 48수 동작을 요가로 재편하게 됩니다.

이리하여 '48수 요가'가 탄생하였고, 48개 항목을 처음부터 끝까지 혼자서 테스트해 보기에 이르렀습니다.

48수는 격렬함과는 거리가 먼 정적이고 편안한 동작을 통해 효과적으로 근육을 단련할 수 있었고 '돌리기, 비틀기, 쭉 뻗기' 등 조호레치와 공통된 구성 요소가 많아 콘셉트로도 딱 맞았습니다.

'수면의 질 향상'을 비롯한 놀라운 효과!

테스트 후 가장 먼저 실감한 효과는 '수면의 질 향상'이었습니다.

목욕 후 침대 위에서 하면 그렇게 개운할 수가 없었죠!

겨울에도 발끝까지 따끈하게 달아올라 전신의 혈액순환이 좋아지는 느낌을 받았고 호흡이 깊어짐과 동시에 금방 잠에 들어 아침까지 한 번도 깨지 않았습니다. 심지어 아침잠이 많은 편임에도 스르르 눈이 떠지기까지 하는 게 아니겠어요.

질 좋은 수면은 자율신경을 안정시켜 내장을 활성화하고, 호르몬 분비를 촉진하는 데 빠질 수 없는 절대적인 요소입니다.

또한, 고관절 주변의 스트레칭과 쭈그려 앉는 포즈는 하반신 전체 근육을 강화시켜 전신의 혈액 펌프 작용을 높이고 혈액순환도 좋게 합니다. 여성호르몬의 근원인 자궁력을 높이는 효과는 말할 것도 없습니다. 전신의 혈액순환이 좋아지면 평상시 체온이 오르게 되어 자기 면역력도 높아집니다.

무엇보다도 놀란 점은 10kg이나 불어났던 제 몸이 48수 요가를 시작한 지 6개월 만에 완전히 원상 복구되었고, 체지방 또한 체중에 비례해 9%나 줄어들었다는 것입니다.

보통 50 정도면 충분하다는 에스트로젠 수치는 무려 194.9로 껑충 뛰었습니다.

믿기 힘든 수준의 효과에 스스로도 놀랄 따름이었죠.

이렇듯 만전을 기해 준비한 48수 요가를 조호레치 레슨에 함께 구성해 수강생에게 선보인 결과, 다음과 같이 평가를 받았습니다.

"변비인데도 다음 날 아침 변이 쑥쑥 나와 배가 납작해질 정도였다."
"평상시 체온이 35도대에서 36도대로 올라 감기에 걸리지 않고 피로
도 느끼지 않게 됐다."
"땀 분비가 엄청나게 늘어 반년 만에 5kg이나 감량했다."
"생리 전 감정 기복이 없어지고 생리통이 완화되었다."
"48수 요가를 시작하고 다가오는 이성이 늘어났다."

이처럼 과거 조호레치의 이상으로 많은 호평을 받게 되었습니
다. 또한, 임신을 계획 중이었던 몇몇 회원들은 출산도 하였습니다.

체력과 여성적 매력을 동시에 **업시켜**
다채로운 **성생활**을

요가의 효과 외에 '48수'로부터 배운 점이 또 하나 있습니다. '48수'의 이름에 걸맞은 '성애'에 대해서입니다.

실제로 살롱과 개인 레슨에서는 앞서 언급한 생리통이나 불임, 갱년기 등 여성 질환뿐 아니라 '성'에 관한 고민 상담도 활발합니다.

먼저 병력 및 평소 마음에 걸리는 증상 등을 진료 기록 카드에 기입하고 간단한 카운셀링을 진행하는데, 정도의 차이만 있을 뿐 누구나 남들에게 말하기 힘든 고민거리를 안고 있습니다.

'내 고민은 부끄러운 것'이라는 인식을 지워 주기 위해 무엇이든 허심탄회하게 이야기할 수 있는 환경을 조성하는 데에도 공을 들입니다.

저는 상담을 진행할 때 상대방의 머리카락 조직, 피부 조직, 바디 밸런스, 이목구비 밸런스, 목소리의 톤과 스피드, 혀의 색 등을 빠르게 관찰합니다. 이는 아유르베다에서 필수적으로 진행하는 체질 진단법으로, 체질을 어느 정도 파악한 뒤 해당 체질에서 자주 보이는 증상과 생활 습관 등의 가설을 세웁니다.

예를 들어 '낮은 목소리로 천천히 이야기함. 피부가 희고 매끈함. 머리카락이 굵고 숱이 많으며 통통한 편'이신 분은 '달거나 걸쭉한 음식을 즐겨 먹고 엉덩이가 찬 편임. 수분 대사가 좋지 않아

쉽게 붓고 꽃가루 알레르기 등 알러지성 질환에 약함. 환경 변화에 약하며 만사에 집착하기 쉬운 성격'이라고 유추할 수 있습니다.

진단 후에는 엉덩이 주변을 따뜻하게 하는 자세 등 해당 고객의 체질 개선을 위한 레슨을 구성해 진행합니다. 이때 가령 고관절이 굳어 다리가 잘 벌어지지 않는 분께는 다리 찢기 자세를 추천하면서 이렇게 말합니다.

"이 자세를 하루에 한 번씩 하면 고관절 림프 순환에 효과적이에요. 열흘 정도만 해도 고관절이 부드러워져서 '관계'할 때에 다리에 쥐가 난다거나 하진 않으실 거예요."

그러면 회원님은 놀란 표정을 지으면서 이렇게 응답합니다.

"어떻게 아세요! 사실 저번에 다리에 쥐가 나길래 안 되겠다 싶어서 오늘 개인 레슨을 예약한 거예요(쓴웃음)"

그 밖에 수술을 경험했거나 요통으로 인해 하반신 근육이 약한 분들에게는,

"움직이는 범위만이라도 좋으니 항문을 꽉 조이고 허리를 앞뒤로 천천히 젖히는 동작을 매일 반복하면 요통이 개선되고 자궁과 방광을 지탱하는 골반저근 근육이 단련되어 요실금 예방과 질 수축에도 효과적이랍니다."

라고 말하거나

"이 자세의 포인트는 단순히 목을 옆으로 비트는 게 아니에요. 반대쪽 볼이 상대방에게 보일 기세로 비틀면 목덜미 라인이 섹시하게 보이니까 데이트할 때 시도해 보세요."

이처럼 일상에서 활용 가능한 포즈를 제안하며 말하기 부끄러운 화제를 먼저 언급하기도 합니다.

그러면 "어라? 거리낌이 없네… 솔직히 이야기해도 괜찮으려나?"라는 마음의 소리가 들려온 뒤

"실은 질 수축이 제대로 안 되는 것 같아 스트레에스예요."

"하반신이 약해서 섹스가 고통이에요…."

등등, 누군가 스위치를 켠 것 마냥 여자들만의 비밀 이야기가 시작됩니다.

마음 한쪽에 가라앉은 고민들이 하나둘 수면으로 떠오르게 되는 것이죠.

원래는 레슨에 너무 집중해서 굳어 버린 학생들에게 웃음과 의욕을 불어넣으려 시작한 행동이었지만, 뚜껑을 열어 보니 수강생들의 '성 고민'과 마주할 수 있었습니다.

늘상 이런 이야기나 하며 경박하게 웃어대는 통에 '호쾌한 라틴 여자'라는 별명이 붙었는지도 모르겠네요(웃음).

한편 가장 많은 고민을 몇 가지 꼽자면,

"질 수축은 어떻게 하면 좋아지나요?"

"파트너의 그곳이 도중에 죽거나 한 번 하고 방치되는 바람에 자신감을 잃어요."

"조금이라도 섹시하고 아름답게 보이고 싶어요. 체형을 커버해서 보여줄 수 있는 방법이 없을까요?"

"근력과 유연성이 없어서 섹스가 고통이에요. 기승위나 다리를 벌리는 자세가 어려운데 어떻게 바디케어를 해야 할까요?"

"섹스리스가 심해 스트레스가 쌓여요. 발산 방법을 알고 싶어요."

등이 있습니다. 이러한 고민들을 해결하기 위해 48수의 각 동작을 분석해 더욱 효과적으로 재편한 것이 바로 '48수 요가'입니다.

48수 요가는 고관절을 최대한 개방해 엉덩이 근육인 전근과 소위 '질 수축'을 개선하는 골반저근, 활약근 등 주로 하반신 근육을 단련할 수 있기 때문에 '기승위의 어려움'을 개선하거나 '질 수축'을 케어하는 데 효과적이라 할 수 있습니다.

또한, 48수 요가를 통해 근력을 키워 스스로 몸을 지탱할 수 있게 되면 상대에게 걸리는 하중이 줄어들어 파트너의 퍼포먼스가 향상되고 나아가 성생활의 질적 개선으로 이어질 수 있습니다.

48수 요가를 진행하는 과정에서 반드시 효과를 실감할 수 있을 것입니다.

제1장에서는 에도시대에 대대적인 붐을 일으켰던 '48수'란 어디서 비롯된 것인지 그 뿌리를 짚어보고, 지속적인 48수 요가를 통해 관찰할 수 있는 놀라운 효과들을 소개합니다.

제2장은 실전편입니다. 1수~48수에 이르는 모든 자세의 방법과 포인트, 얻을 수 있는 건강 및 미적 효과를 소개합니다.

제3장에서는 '질 수축 강화', '변비 해소 & 다이어트', '바스트

업' 등 목적별 트레이닝 방법을 소개합니다. 각각 1회 6~12분 정도
의 운동이므로 바쁘신 분이나 특정 부위에 집중적인 효과를 얻고
싶으신 분께 추천합니다.

48수 요가는 침대나 이불 위에서 '누워서 할 수 있는' 케어로 운동이나
체력에 자신이 없는 분들도 즐겁게 따라 할 수 있는 운동입니다.

자신의 힘으로 신체를 치유하고 본연의 모습으로 돌아갈 수 있도
록, '몸과 마음을 충만 시켜' 더욱더 풍요로운 인생을 영위할 수 있도
록, 이 책이 여러분의 변화에 도움이 되기를 바랍니다.

제2장 실전! 48수 요가 에도시대 유녀에게 배우는
여성호르몬 · 체력 활성법 · 59

Part 2 │ 쪼그려 앉아서 할 수 있는 체력 활성술 (24수→39수)

CONTENTS

Part 3 | 몸통 강화술 (40수→48수)

제3장 하루에 약 10분으로 OK!
'효과별' 48수 요가 프로그램 · 163

제 1 장

'48수 요가'가
불러오는 신체 효과

"과학 없는 종교는 장님이며, 종교 없는 과학은 절름발이다."
–알베르트 아인슈타인–

48수 요가로 신진대사 스위치를 켜자!

여자의 영원한 숙명, 다이어트.

48수 요가를 시작하고 나 자신도 가장 놀랐던 것이 바로 이 '다이어트 효과'입니다.

48수를 시작하기 전 저의 몸은 56kg, 체지방률 28%에서 꿈쩍 않는 요지부동 상태였고 매일 밤 술과 과자를 입에 대는 방탕한 생활을 이어갔습니다.

그러나 4개월이 지났을 무렵 주변 사람들은 제게 살이 빠진 것 아니냐고 물어오기 시작했고, 혹시나 해 오랜만에 오른 체중계의 눈금은 놀랍게도 51kg를 가리키고 있었습니다! 게다가 얼굴 살이 빠진 덕에 파묻혀 있던 속눈썹의 시작 부위가 노출되어 속눈썹이 길어 보이기까지!

또 옆으로 늘어나 있던 치마가 세로로 똑 떨어져 기장이 길어 보이는 효과도 얻었습니다(웃음).

제가 이러한 변화를 자각하지 못했던 이유는 일절 자제하지 않았기 때문입니다.

당시 저는 48수 요가를 조호레치에 접목한 그룹 레슨을 월 2회, 1회 50분씩 진행하고 있었고, 수강생들에게 시범을 보이며 같이 운동을 진행했습니다. 당시에는 벨리댄스에 걸맞은 도톰한 몸매를 위해 오히려 살을 좀 찌우려고 했을 뿐 따로 다이어트를 하지는 않았습니다. 오밤중에 과자와 술을 입에 대는 습관도 아직 그대로였죠.

당시에는 48수 요가도 아직 연구 단계여서 다이어트에 효과가 있다는 생각은 미처 하지 못했습니다.

더욱더 놀라운 것은 56kg에서 51kg가 된 후의 이야기입니다. 신진대사 스위치가 켜진 듯 체중이 뚝뚝 떨어지더니, 2개월 후에는 무려 48kg대에 진입한 것입니다! 체지방률이 20% 아래로 내려간 것은 20대 이후 처음이었습니다.

여성이라면 누구나 공감하는 다이어트 고민인 '가슴부터 빠지는 현상'도 없었습니다. 오히려 밑가슴만 줄어든 덕에 한 컵 사이즈업 했습니다.

그리고 현재는 식이 조절과 요요현상 없이 46kg대에 돌입했습니다. 살이 무서울 만큼 빠지다 보니 이 이상 체중이 줄지 않도록 일부러 식사를 챙겨 먹을 정도입니다.

20대 시절의 체질로 완전히 돌아온 듯한 이 느낌

제 경우 신진대사 스위치와 게으름뱅이 스위치가 51kg을 기점으로 바꿔 켜지는 모양인지 51kg을 넘으면 조금만 먹어도 금방 살이 찌지만, 51kg 아래로는 배불리 먹어도 살이 찌지 않고 조금만 움직이면 빠집니다. 나 자신의 몸에 대해 다시 이해하게 된 계기였습니다.

그러던 중 몇 년 만에 여성호르몬 검사를 받아 보려 채혈을 하게 되었습니다.

그 결과 여성호르몬의 대표격인 난포호르몬(에스트로젠)이 194.9라는 하이 스코어를 기록했습니다!

산부인과 주치의도 이 수치를 보고는 크게 웃었습니다. 통상 50 정도면 충분한 호르몬이니까요(제 과거 난포호르몬 수치는 55 정도였습니다).

의사 선생님께 "너무 높아서 문제인 것 아닌가요?"라고 여쭤본 결과, 이런 대답을 들었습니다.

"갱년기가 되면 호르몬 밸런스가 무너지기 때문에 호르몬이 부족하다고 착각한 몸이 호르몬을 열심히 뿜어내게 되는데요. 그 원인인 LH(황체형성호르몬: 통상 10 이하가 정상)와 FSH(난포자극호르몬: 통상 15~20 이하가 정상)가 낮아서 전혀 문제될 건 없고 오히려 좋은 징후라고 볼 수 있겠네요."

그뿐만 아니라 중성 지방과 나쁜 콜레스테롤이 낮고 좋은 콜레스테롤이 높다는 결과는 물론 혈관 영상에서는 상위 5%에 해당하는 모범적인 모세혈관과 혈류 양상을 보이고 있다는 칭찬도 받았습니다. 에스트로젠은 신진대사를 촉진하는 효과도 있으니 분명 어느 정도 영향을 주었겠지요.

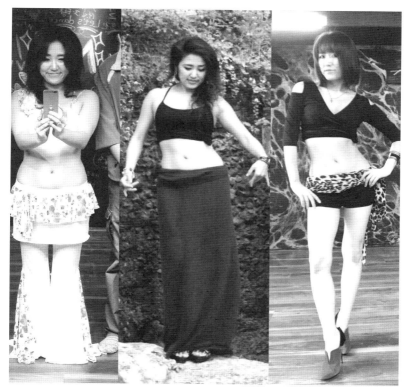

식이 조절을 전혀 하지 않고 10kg 감량

폐경과 무배란으로 인한 호르몬 치료를 시작하고 약 5년간
은 56kg/체지방 28% (왼쪽). 48수 요가를 도입한 조호레치
를 시작한 지 3개월 만에 51kg/체지방 25% (가운데)/ 48수
요가를 본격적으로 도입한 지 반년 만에 46kg/체지방 18%
(오른쪽). 이후 현재까지 식이 조절과 요요현상 전혀 없음.
"여성호르몬은 신진대사를 촉진해 살이 찌지 않게 한다"라
는 말은 사실일지도 모르겠습니다.

에스트로겐 수치 4배 상승

에스트로겐 수치가 높아져야 하는 난포기(생리 후부터 배
란까지의 시기)에도 수치가 완전히 오르지 않고 55 정도
를 유지하던 수치가 48수 요가를 시작한 지 반년 만에 무
려 4배로 상승했습니다.

난자의 모양이 예쁜 동그라미로!

불임으로 고민하던 수강생 한 분이 48수 요가를 도입한 조호레치를 시작한 지 1개월 만에 난자 모양이 몰라보게 아름다워지고 경사스럽게도 임신에 성공했다는 후기를 보내왔습니다.

난자의 사진과 함께 그 변화를 정성스럽게 기록해 주신 자료가 있어 소개하겠습니다.

맨 첫 번째 사진은 조호레치를 시작하기 전 채취한 난자입니다.

난자의 모양이 둥글지 않다는 것을 알 수 있습니다. 해당 난자에서 자란 수정란을 이식하였으나 착상되지 않았고, 난자 채취를 한 주기 쉬어 갔습니다. 이에 낙담하지 말고 당장 할 수 있는 행동을 취하자는 생각에 다음번 난자 채취를 기다리는 2주 동안 매일 10분 간씩 조호레치를 실시했다고 합니다.

다음 사진은 두 번째로 채취한 난자입니다. 지난번의 난자와 비교해 꽤 예쁜 동그라미 모양으로 정돈된 것을 알 수 있습니다. 그러나 이때 수정란은 성장이 늦었던 탓에 다음 주기에 한 번 더 난자 채취를 하기로 했습니다. 해당 기간에도 매일 10분간 조호레치를 실시했습니다.

그리고 대망의 세 번째 난자. 군더더기 없는 동그라미 모양으로 의사에게서 '무척 질 좋은 난자네요'라는 칭찬마저 들었다고 합니다. 마침내

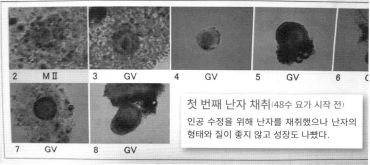

| 2 | M II | 3 | GV | 4 | GV | 5 | GV | 6 | G |

| 7 | GV | 8 | GV |

첫 번째 난자 채취(48수 요가 시작 전)
인공 수정을 위해 난자를 채취했으나 난자의
형태와 질이 좋지 않고 성장도 나빴다.

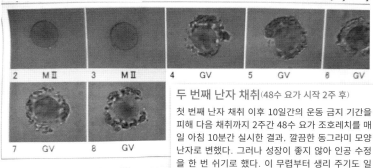

| 2 | M II | 3 | M II | 4 | GV | 5 | GV | 6 | GV |

| 7 | GV | 8 | GV |

두 번째 난자 채취(48수 요가 시작 2주 후)
첫 번째 난자 채취 이후 10일간의 운동 금지 기간을
피해 다음 채취까지 2주간 48수 요가 조호레치를 매
일 아침 10분간 실시한 결과, 깔끔한 동그라미 모양
난자로 변했다. 그러나 성장이 좋지 않아 인공 수정
을 한 번 쉬기로 했다. 이 무렵부터 생리 주기도 일
정해지기 시작했다.

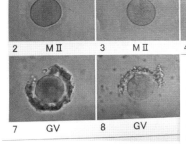

| 2 | M II | 3 | M II | 4 | M II | 5 | M I | 6 | GV |

| 7 | GV | 8 | GV |

세 번째 난자 채취(48수 요가 시작 4주 후)
두 번째와 동일하게 2주간 매일 아침 48수 요가
조호레치를 꾸준히 실시한 다음, 난자를 채취했
다. 예쁘고 질 좋은 난자를 채취할 수 있었으며
성장 예후도 좋아 호르몬 보전 없이 이식이 가
능했고 마침내 임신에 성공했다.

이 난자를 가지고 무사히 임신에 성공했습니다. 두 번째와 세 번째는 난막의 두께부터 차이가 나네요. 배란 유도제를 복용했다고는 하지만 평소의 8분의 1에 해당하는 용량의 경구약을 복용했을 뿐입니다.

임신 중에도 부담 가지 않는 신체적 조건에서 꾸준히 조호레치를 실시했고, 그 덕에 아무 문제 없이 산모와 태아 모두 건강하게 임신 생활을 지속하고 있다고 합니다.

남녀 간의 성애는 예로부터 '양생법'이었다

48수 요가의 효과는 뒷장에서 미련 없이 다루는 것으로 하고 여기서는 원조격인 '오에도 48수(大江戶 四十八手)'의 역사에 대해 이야기하겠습니다.

48수라고 하면 외설적인 이미지를 떠올리는 사람이 많지만, 기원을 따져보면 '속된 것'과는 거리가 먼 '양생법', 즉 건강하게 오래 사는 비법이었다는 것을 알 수 있습니다.

"남자가 위를 향해 똑바로 누우면 여자는 무릎을 꿇고 남자 위에 엉덩이를 올려 지극히 깊은 곳까지 음경을 찔러 넣는다. 여자는 63회 허리를 움직이고 다 세면 멈춘다. 이를 하루에 7번 실행하면

생리불순이 10일 만에 낫게 되며, 남자를 강하게 한다.” [『의심방
(醫心方)』 방내편 제16장 ‘8익’]

이 내용은 가장 오래된 의학서로 알려진 『의심방』의 일부인데,
실제로 이러한 것들이 ‘48수의 기원’이 되었습니다.

본래 일본 의학의 역사에는 ‘세계 최고(古)의 의학’이라고 일컬어
지는 ‘아유르베다(Ayurveda, 생명의 과학)’와 ‘요가’가 밀접하게 연관되
어 있습니다.

현대에 전해지는 요가의 종류는 다양하지만, 그 기초는 음양의
균형을 맞추기 위한 ‘하타(태양과 달을 의미) 요가’입니다.

또한, 아유르베다에서 파생된 학문으로서 남녀 간의 성애법과
온갖 노하우가 기록된 ‘카마수트라(Kamasutra, 사랑의 가르침)’라는 ‘성
애학’이 있으며, 이를 구체화한 요가로서 남녀가 짝을 지어 하는
‘탄트라(Tantra, 직물을 의미) 요가’가 있습니다.

‘남자는 양(陽), 여자는 음(陰)’에 기반하여 물리적으로 짝을 이룬 음과
양이 ‘기를 교환’하며 음양 밸런스를 맞춘다는 취지가 성에 관한 책이나
치료 요법의 기원으로 작용했다고 여겨집니다.

탄트라 요가는 ‘짝을 지어 서로의 기를 교환하는 것’이 목적으로
손과 손을 맞잡는 요법과 짝 체조 등을 포함해 192종이 있으며, 그

중 성애 체위에 관한 것은 64종류가 있다고 알려져 있습니다.

'아유르베다' 및 '하타 요가' 등의 의학, '카마수트라' 및 '탄트라 요가' 등의 성애학은 불교와 함께 인도에서 중국으로 전래되었습니다.

이에 중국에서는 의학, 양성법, 성애학이 집대성된 중의학(中医学)이 발전했고, 나아가 『동현자(洞玄子)』 등의 성애 비법서도 탄생했습니다.

이 중 중의학과 성애에 관한 비법서는 일본으로 건너가 오늘날 국보로 지정된 일본에서 가장 오래된 의학서인 『의심방』이 되었습니다. 또한, 이 『의심방』을 토대로 '한방'이 일본의 독자적 의학으로서 발전하게 된 것 입니다.

『의심방』에는 각 질병의 치료법뿐만 아니라 식이요법, 미용법 등을 소개하고 있으며, 나아가 성애에 관해 저술한 「방내(房内, 침실을 의미)편」이라는 장이 있는데, 이것이 앞서 소개한 48수의 원조격에 해당합니다.

「방내편」에는 발기 장애 등 성기 질환을 치료하는 약의 배합 및 음양이 가장 강해지는 4월 10일은 성교를 피해야 한다는 금기 사항을 비롯해 앞서 소개한 것처럼 각 체위가 '처방법'으로서 기술되어 있습니다.

예를 들어 '물떼새(102페이지)' 체위에서는 '남자는 삽입하여 81회 피스톤 운동을 하고 다 끝나면 멈춘다. 이를 하루에 9번 실행하면 여자의 음부에서 나는 악취가 없어지고 남자의 자양 강장에 도움이 된다. (남성은 사정하지 않는 것을 전제로 함)

등 부인과 질환을 치료하기 위한 것과 불임 및 생리불순을 치료하기 위한 것, 뼈를 강하게 하기 위한 것, 불로장생 및 안티에이징을 위한 것 등 섹스를 즐기기 위한 것이 아니라, 치료법으로서의체위 및 방법들이 남녀의 판화와 함께 기록되어 있습니다.

'올바른 성애법은 만물을 조화시키고 자손 번영에 직결되는 행위이므로사람으로서 이보다 더 나은 것은 없다'라고 여겨졌으며 나아가 '남성은 여성이 편안한 상태에서 달아오르도록 기다린 뒤에 행위를 시작하며, 사정할 때도 여성이 오르가즘에 도달한 다음 혹은 동시에도달하는 것이 좋다'라고 하는 등 애정을 갖고 하는 행위가 '정신과 육체의 조화'를 이루어야 바람직하다고 여겨졌습니다.

즉 48수는 인도, 중국에서 전래된 '파트너를 위하며 돌보는 배려심'이돋보이는 성애학의 가르침으로 욕망을 발산하는 것에 그치지 않고 '만병을 치유하는 기법'으로서 의의가 있는 탄트라 요가에 기반을 둔 것입니다.

동양 의학은 '기혈동원(氣血同源, 기와 혈은 기원이 같음)'이라는 인식을가지고 있어 단순히 욕구에 사로잡혀서 하는 격렬한 움직임은 기를 소모하고 정신을 어지럽혀 혈액순환을 나쁘게 해 건강에 좋지않다는 관점을 가지고 있습니다.

이렇듯 일본에는 '성애(性愛)'에 관해 예로부터 전해오는 훌륭한가르침이 있습니다.

일본의 성교육에서는 피임 방법이나 성병에 관해 배우지만, 가장 중요한 '성애를 마주하는 법'까지는 배우지 않는다는 점이 개인적으로는 무척 안타깝습니다. '성애의 본질은 상대방에 대한 배려심'이라는 근본적인 생각을 제대로 교육한다면 성폭력 등으로 고통받는 사람을 한 명이라도 줄일 수 있지 않을까요.

'48수'는 의학과 멘탈테라피의 융합

'성에 관한 책이 인도, 중국에서 전래된 양성법'이라는 사실은 앞에서 설명했습니다. 그렇다면 왜 이러한 서적이 현재의 포르노나 춘화 등으로도 알려진 '오에도 48수'로 발전한 것일까요.

그 시작은 '일향일규(一向一揆)'에서 비롯되었다고 합니다.

일본 전국시대, 어려운 환경에 처해진 백성들은 죽음에 대한 공포와 열악한 생활환경 등의 스트레스에서 벗어나고자 일향종의 아미타 신앙을 믿게 되었고, 극락정토로 가기 위한 '48원=48개의 조건'과 '즐거운 삶'에 대한 강한 바람이 '성의 개방'으로 이어졌다고 합니다.

불안이 크면 클수록 '사람의 온기'나 '애정'을 바라게 되는 것은 지극히 자연스러운 일입니다. 성애를 하는 동안 발산되는 '행복 호르몬'은 스트레스에서 해방해 줍니다. 이렇듯 성을 통해 즐거움을 추구했다는 것은 당대 백성들의 가혹하고 괴로운 생활상을 반중하는 것입니다.

전국시대가 끝나고 에도시대에 들어서자 상황은 조금씩 변화해 갑니다. '성애 양성법'은 '남녀 간의 색을 다룬 것'으로 인식되기 시작됩니다.

이 시기는 서양식 사고가 유입되기 전이므로 성에 개방된 정도가 일찍부터 매우 높았던 것으로 볼 수 있습니다. 남성과 여성, 혼인 여부에 관계없이 자유분방한 연애를 즐겼다고 하며, 이러한 행태에 페리 제독도 분노를 감추지 못했다고 합니다. 성애에 있어 요일과 횟수, 체위까지 제약하는 데다 즐겨서는 아니 된다는 등 아시아와는 상반된 엄격한 교회 문화 속에 생활했던 그에게는 충격적인 광경이 아닐 수 없었겠지요.

무로마치시대 무렵부터 스모의 한판 기술을 '48수'라고 불렀다고 하며, 일본인에게는 '길하고 큰 숫자'라는 의미로 '48'이라는 숫자를 사용하는 전통이 있었습니다.

이러한 전통은 무로마치시대에 시작되어 에도시대에 정착되었습니다.

오오카 에치젠(大岡越前)으로 알려진 오오카 다다스케(大岡忠助)가 만든 소방 조직의 팀 개수를 시작으로, 닛코의 '48폭포', '이로하 노래 48음' 등에서도 '48'이라는 숫자가 등장합니다.

이러한 48수의 유행과 에도의 '멋스러운 여흥'이 만나 '돌아보는 미인'으로 유명한 우키요에 화가 히시카와 모로노부(菱川師宣)가

'연애 정담 48수'라 이름 붙인 춘화를 발표하게 된 것입니다.

이 작품이 베스트셀러가 되어 '색을 다룬 서적'의 유행에 박차가 가해졌고 에도의 남녀 사이에서 크게 유행하게 됩니다. 시집 가기 전의 어린 여성을 위한 '성교육 교과서'로 활용되기까지 했을 정도였으니까요.

여러 춘화전을 관람하면 눈에 띄는 것 중 하나가 우스꽝스러울 정도로 과장된 남성의 그곳입니다. 저 또한 마음속으로는 '거짓말 치고 있네!'라고 외치면서도 유심히 보았던 기억이 있습니다. 이렇듯 거대한 남근도 사실은 중요한 요소였다고 합니다.

다름 아닌 '웃음'입니다. 어떤 시대에서도 '웃음'은 가장 효과적으로 마음을 치유하는 방법이니까요.

센류(川柳)에서도 다뤄진 48수

오에도 48수 유행을 다룬 노래로서 다음과 같은 센류의 시구가 전해집니다.

※48수에 홀딱 넘어간 손님
※48개나 주름이 있다니 잘도 셌구나.

두 센류 모두 유녀들의 어이없는 표정이 눈앞에 떠오르는 듯한 내용입니다(쓴웃음).

'48수에 홀딱 넘어간 손님'이란, 48수를 해주면 '홀딱' 변심해 버리는 손님, 또는 '홀딱' 사정해 버리는 손님, 자신을 사랑해 주기보다 '최신 유행'인 48수를 해보고 싶어 찾아와 만족한 듯 '홀딱' 드러누워 잠드는 손님에 대해 '겨우 그런 것'이었냐며 냉소를 보내는 유녀들의 심정을 그려 내고 있습니다.

'48개나 주름이 있다니 잘도 셌구나'는 음담패설에 가깝게 들리기까지 합니다. 유녀의 기분 따위는 상관하지 않고 춘화집을 넘겨가며 48수를 1수부터 순서대로 시도해 보는 남자 손님과 못마땅해 하면서도 어울려 주는 유녀.

기어코 48수까지 끝내고 난 후에는 '그걸 어찌 다 셌나 몰라!'라는 유녀의 짜증 섞인 목소리가 들려오는 듯합니다.

춘화가 베스트셀러가 된 덕에 '이 몸이 해보지 않을 순 없지!'라며 연일 유곽에 들락거리는 남정네들의 모습과 지긋지긋해하는 유녀들의 모습이 연상됩니다.

'춘화를 보고 48수를 연습했다'는 내용의 문헌은 발견되지 않았지만, 고객의 니즈에 대응하려면 배워야 한다는 프로 정신으로 무장한 그녀들입니다. 다른 유녀에게 뒤지지 않도록 손님이 '홀딱' 반할 만한 기술을 연마했을 테지요. 그렇다곤 해도 '48개 세어 보자…'라는 요구는 질겁할 만하네요(쓴웃음).

'유녀'는 에도의 전문직 커리어우먼

'한 번쯤 오이란(언니뻘의 높은 지위를 가진 유녀: 역자 주) 분장을 해보고 싶다'는 여성분이 적지 않으실 텐데요. 교토나 아사쿠사에 가면 오이란의 의상과 메이크업을 체험할 수 있는 서비스도 인기입니다.

현대에 들어 '유흥업소'는 부정적인 이미지를 주지만, 왜 '에도 유녀'나 '오이란'은 '선망과 공감'의 대상이 되는 걸까요.

그 이유는 화려한 재능을 겸비함과 동시에 '독립적인 여성'이라는 이미지가 선행되기 때문이 아닐까 합니다. 이는 현대에서도 '여성으로부터 동경 받는 여성'이 가진 인상이니까요.

여성이 가질 수 있는 직업이 한정적이던 시대, 어려운 환경 속에서도 '유녀'는 여성에 있어 매우 격조 있는 직업에 해당했습니다.

'유녀'라고는 해도 요시와라 유곽 소속의 오이란 같은 고급 유녀만 있는 것이 아니라 매독이나 전염병, 나이가 듦을 이유로 요시와라에서 쫓겨나 사설 업소로 옮긴 유녀, 대중탕에서 일하던 유녀, 여인숙의 접대 요원이었던 메시모리온나(여인숙에서 손님을 시중들고 매춘도 하던 여자를 뜻하는 말: 역자 주)에 이르기까지 그 범위가 매우 다양했습니다.

성 경험이 없는 여성은 독립하지 않는 여성이라는 뜻의 '지온나'라고 불렸다고 합니다. 에도만 해도 6,000명 가까운 유녀들이 활약하고 있었다고 하니, 실로 놀라운 숫자가 아닐 수 없습니다.

유녀들은 아름다운 외모와 고객을 포섭하기 위한 성애 테크닉은 물론, 높은 교양 수준도 요구받았습니다.

지체 높은 손님을 사로잡기 위해서는 하나의 '브랜드'가 될 필요성이 있었던 것입니다.

기루(유녀를 두고 손님에게 여흥을 선사하던 가게)에서는 소속 유녀를 서당에 다니게 해 글을 배우게 하고 꽃꽂이와 다도, 와카(和歌), 샤미센, 장기 두기 등 폭넓은 교양을 익히도록 장려했기 때문에 유녀의 하루 스케줄은 실로 다망했습니다.

'지체 높은' 손님을 만족시키기 위해 외견뿐 아니라 내면의 아름다움과 지성을 요구받는 것은 어느 시대에도 공통된 이야기일지 모릅니다.

참고로 고대 인도의 힌두교도 유녀들도 마찬가지로 '전문직 커리어우먼'이었습니다. 잠자리 기술과 함께 익혀야 했던 교양 항목이 성악, 시 짓기, 무술, 사교술 등 64가지에 달했습니다.

용모가 빼어나고 지성이 넘쳤던 이 여성들은 상류 계급의 남성과 동반으로 사회적 모임에 참가해 지식을 교류하고, 남들이 쓰다만 시를 감수하여 완성해 주기까지 했다고 합니다. 그중에서도 특히 매력적인 유녀는 사회적인 존경을 받아 고대 힌두교도 사회의 주요 구성원 역할을 담당했습니다.

수려한 용모에 교양과 높은 IQ를 겸비한 이 여성들을 현대 일본에 빗대면 '긴자의 넘버원 호스티스'라 할 수 있을까요.

'질 수축'을 단련했던 유녀들

우리 살롱과 레슨에 오시는 분들을 상담해 보면 '파트너에게 거부당했다', '파트너가 시들어서 도중에 그만뒀다' 등의 고민을 토로하시는 분들이 종종 계십니다. 이러한 일이 반복적으로 일어나면 상처를 받는 것은 물론, 문제를 본인에게서 찾게 되기 마련입니다.

저는 섹스에 관한 프로도 아니고 저마다 다른 감성을 지닌 사람들에게 무엇이 정답인지 말해줄 처지도 못 되지만, 여기서는 남성 고객들을 좌지우지했던 에도의 유녀들에게서 힌트를 얻어 보려고 합니다.

에도의 유녀들이 '인기인'으로서 커리어를 쌓기 위해 필요했던 '섹스 테크닉'에는 어떤 것이 있었을까요?

'지체 높은 나리'를 손에 넣기 위해서는 '위장을 사로잡든지, 침대에서 기가 막히든지'라는 옛말이 있었는데, 문헌을 보면 에도 시대에는 '첫째로 얼굴(용모), 둘째로 침대(섹스 테크닉), 셋째로 손(높은 손님을 사로잡기 위한 밀고 당기기 기술)'가 유녀들이 제 몫을 하기 위한 원칙으로 여겨졌습니다.

첫째로 용모를 가꾸기 위해서는 아름답게 보이기 위한 메이크업과 다이어트는 물론 음모 손질과 아로마 욕조를 이용한 체취 케어 등 세세한 곳까지 신경을 썼다고 합니다.

현대 여성의 '자기 관리'와 그다지 다르지 않지만, 체취의 원인이 된다 하여 냄새가 강한 음식은 일절 입에 대지 않는 등 식사량과 횟수까지 제한을 둔 철저한 관리는 프로의 면모를 보여 줍니다.

둘째, '잠자리 기술'은 유녀의 진면목을 보여 주는 항목이 아닐까 합니다.

"엉덩이를 조이고 몸을 좌우로 흔드는데, 엉덩이를 조이면 옥문(질)이
   조이는 까닭에…"

에도 초기의 오사카 신마치를 무대로 한 유녀 평판기 『시키도 쇼와케 나니와도라(色道諸分難波鉦)』에 나오는 유녀의 대사가 말해주 듯 '질 수축'은 절대 조건이었습니다.

질 수축을 통해 자극을 주어 남성이 빨리 사정을 하게 함은 물론이고 몇 번이고 관계를 요구당하지 않도록 진을 빼놓기 위한 테크닉이었다고 하며, 한 번 사정해도 바로 빼지 않고 그대로 질을 조여 허리를 돌리거나 천천히 움직이는 등 남성을 '항복' 시켜 몸의 부담을 경감시켰다고 합니다.

'엉덩이를 조여 질을 수축시킨다'는 문장에서 처럼 유녀들은 일상적

인 업무 속에서 '수축'을 개선하기 위해 골반저근과 괄약근을 단련했다고 추측할 수 있습니다.

참고로 당대 각광받았던 여성기는 '따뜻하고 부드러운' 성기였다고 합니다. '차가움'은 건강뿐만 아니라 남성도 멀어지게 했던 성질이었다고 할 수 있겠네요.

전희는 손님이 아니라 유녀가 하는 것이었습니다. 그러므로 춘화에서 유녀는 대개 손님의 오른쪽에 그려지는 경우가 많습니다. '펠라치오는 길게, 삽입은 단시간'이 기본으로 여겨졌으며, 펠라치오에서는 빨리 사정시키키보다 남성기가 건강한 상태를 유지시킨 뒤 삽입했다고 하며, 삽입 후에는 몸을 젖히거나 신음을 흘리는 등 '시각적으로 뇌를 흥분 시켜' 사정을 촉진했다고 합니다.

48수에는 여성기가 노골적으로 드러나는 자세와 몸을 한껏 젖힌 섹시하고 자극적인 포즈가 담겨 있어 유녀들의 몸을 보호해 주었다고 여겨집니다.

유녀들이 보유했던 잠자기 기술의 세심함을 실감한 대목은 남성의 발기가 부진할 때 실시했던 마사지법입니다.

허벅지와 고관절 부근의 림프 마사지를 시작으로, 음경 뒤쪽 등을 양손으로 따뜻하게 데우듯이 정성스럽게 마사지하면 그곳이 금방 건강해졌다고 합니다.

더욱더 놀란 점은 에도 여성들에게 인기 있었던 남성의 그곳이 이렇듯 '어딘지 모르게 시들한' 타입이었다는 것입니다. 저라면 제 알몸에 반응하지 않는 그곳을 보면 자신감을 상실해 버릴 것만 같지만, 에도의 여성들은 '본인이 키우는 것'을 즐겼다고 합니다. 에도시대 여성은 참 강인하네요!

오늘날 일본인 남성 가운데 과로와 스트레스 등으로 발기 장애를 겪는 환자가 증가 추세를 보이고 있다고 하니, 파트너의 컨디션이 부진할 때에는 정신적인 부담을 주기보다 '유녀의 마사지법'으로 몸과 마음을 케어해 주는 것도 좋은 방법일지 모릅니다.

'잠자리 기술'이란 '육체적인 기술'과 '정신적인 기술'을 의미하는 표현일 수 있겠네요. 파트너를 보듬는 마음씨와 배려는 성애에 빠질 수 없는 요소로서 상급 오이란일수록 이러한 배려심이 넘쳤다고 합니다.

혈액순환 개선을 통한 생리통 및 부종(浮腫) 해소

이제부터는 에도시대에서 현대로 눈을 돌리겠습니다.

많은 여성의 신체를 관찰하다 보면 생리통이 심한 분, 불임 치료를 필요로 하는 분, 자궁근종 등 자궁 질환이 있는 분에게는 커다란 공통점이 있습니다.

바로 '엉덩이와 허벅지가 차갑다'는 것입니다.

이는 거의 100%에 달하는 확률입니다.

'찬 기운은 만병의 근원'이며 반드시 개선해야 하는 증상입니다.

일본의 가장 오래된 의학서 『의심방』을 보아도 '여성의 냉증을 치료하는 방법', '월경불순을 치료하는 방법', '불임증을 치료하는 방법' 등 여성을 위한 의술이 눈에 띕니다. 그만큼 '여성의 냉증'은 예로부터 심히 우려스러운 증상 중 하나였습니다.

수강생들에게 "생리통은 당연한 것이 아니다"라고 말하면 "그래요?"라고 놀라는 경우가 많습니다. 저 자신도 한때 심한 생리통을 앓았던 사람으로서 그 심정을 잘 이해합니다.

갱년기 장애 등은 수명이 늘어난 탓에 증상으로 나타나고 있지만, 본래 부인과적 트러블은 있어선 안 되는 증상입니다.

출산 경험이 없는 여성에 대해서는 덜 성숙한 자궁도 원인의 하나로 꼽히지만, 역시 '찬 기운과 혈액순환'이 미치는 영향이 크다고 생각합니다.

실제로 한방에서는 생리통이 심한 사람에게는 '당귀작약산(当歸芍藥散)', 갱년기 증상자에게는 '가미소요산(加味逍遙散)'을 처방합니다. 이 탕약들은 각각 피를 보강해 혈액순환을 좋게 하는 약, 피를 보강해 신체 밸런스를 맞춰 주는 약으로 이것들을 복용해 증상이 큰 폭으로 개선되는 분이 많습니다.

그러므로 48수 요가를 통해 찬 체질을 근본적으로 개선하기 바랍니다.

특히 냉증으로 인해 생리통이 심한 분은 생리 전 증상인 붓기나 어깨 결림이 시작되고, 식욕이 왕성해질 무렵에 48수 요가를 한 자세당 1분씩 실시합니다. 집중하기 어려우면 한 자세당 30초씩 약 25분간 전체를 실시해 보는 것도 좋습니다.

또한, 생리 후는 신체 디톡스 효과가 향상되는 시기이므로 생리 후에도 모든 자세를 한 번씩 실시해 보시기를 권장합니다. 생리 전후로 48수 요가를 월 2회 반복하는 것만으로도 혈액순환이 활발해지고 그 달의 생리통과 붓기가 줄어드는 것을 체감할 수 있을 것입니다.

저 자신도 생리통의 개선을 뚜렷하게 실감하고 있는 효과 중 하나입니다.

섹스 공백이 긴 여성에게도 추천

경험담이기도 합니다만, 섹스를 오래 쉬었을 경우 이런 증상을 경험합니다.

"오랜만에 남자 친구가 생겨 섹스를 하니 엄청나게 지치더라."

"도중에 허벅지에 쥐가 나더니 결국에는 다리 전체에 쥐가 나더라."

"다음날 넓적다리관절과 엉덩이 근육통이 너무 심해 계단을 못

내려 가겠더라."

최근에는 종종 이런 말도 들려옵니다.

"재래식 화장실에서 일보기가 힘들다. 나아가 '위에서 하는 것' 자체가 힘들다."

체력 저하는 근력 저하로 바꿔 말할 수 있습니다.

특히 '체력이 떨어졌다', '쉽게 피로해진다'라고 느끼는 사람은 하반신을 중심으로 강화할 필요성이 있습니다.

48수 요가는 쭈그려 앉기, 굽혔다 펴기, 다리 찢기 및 교차시키기 등 단순해 보이는 동작을 통해 다리와 엉덩이 근육, 관절을 분주하게 단련시킵니다. 평소 사용하지 않는 근육일수록 제대로 갈고 닦아야 하는 법이니까요.

근력 저하로 고민하는 분은 앞서 말한대로 48수 요가를 처음부터 끝까지 실시해 보시기 바랍니다. 한 자세를 약 1분으로 잡아도 전체에 약 50분밖에 걸리지 않습니다.

집중하기 어려우면 한 자세당 30초씩 약 25분간 전체를 실시해 보는 것도 좋습니다. 주 1회만 실천해도 달을 거듭할수록 '쉽게 지치지 않는 몸'을 실감할 수 있습니다.

옥시토닌 활성화

옥시토닌은 여성호르몬과 팀을 이뤄 아기를 분만하고 모유를 생성하는 작용이 있는데, 그 외에도 불안과 공포심을 없애 주어 인간관계를 개선하고 애정을 길러 주는 '행복 호르몬'으로서의 역할도 수행합니다. 즉 어태치먼트 = 애착 형성에 깊게 관여하는 호르몬이라고 할 수 있습니다.

어린 시절 배가 아플 때 부모님이 배와 머리를 쓰다듬어 주거나 품에 안아 주면 아픔이 스스르 녹거나 마음에 평안함이 찾아왔던 경험은 누구라도 한번 쯤 겪어 보지 않았을까요.

애착은 부모 자식 관계에 국한되지 않고 타인과 살을 맞대어 체온을 공유하거나 공동 작업을 할 때에도 생성됩니다.

우리 살롱이나 레슨을 찾는 고객의 대부분은 다양한 환경 스트레스와 불안, 현기증, 등의 통증, 생리통, 두통, 떨림, 공황장애 등의 스트레스 증상을 갖고 있습니다.

그러나 지금까지 한 번도 개선되지 않았던 증상이 단 한 번의 시술이나 레슨으로 개선되어 '약 처방이 줄었다', '통증이 없어졌다'라는 후일담을 들려주는 분이 많습니다.

최근 연구에서는 핸드 마사지를 통해 치매 환자의 불안 증세가 완화될 수 있다는 사실이 증명되어 북유럽 등의 요양 현장에서 이를 도입하고 있습니다.

좋아하는 사람, 편안한 친구와 몸을 맞댐으로써 마음 한쪽이 진정되었다는 경험이 있는가요?

릴랙스한다는 것은 마음의 파도가 잔잔해지는 것입니다.

옥시토신은 좋아하는 사람과 마주 보거나 키스, 섹스를 할 때 세포가 자극되어 분비되는 것만은 아닙니다. 미국 크레아몬트대학 폴 잭 박사의 연구에 따르면, 운동이나 댄스 등 공동 작업으로도 분비된다고 합니다. 50대를 대상으로 한 측정 결과도 옥시토닌 수치가 11%나 상승했음을 말해 주고 있습니다.

여성호르몬은 28세 무렵에 정점을 찍은 뒤 나이를 들어감에 따라 현저히 저하되지만, 옥시토닌은 나이와 관계없이 분비되는 행복 호르몬입니다. 옥시토닌은 애정 호르몬임과 동시에 행복 호르몬이며, 삶에 있어 가장 중요한 호르몬이라고 해도 과언이 아닙니다.

현재 연구 단계에서 옥시토닌은 '공동 작업'으로 인해 분비되는 것으로 간주되어 어쩌면 혼자서 분비하는 것은 어려울지도 모릅니다.

그러므로 이 48수 요가를 반드시 습득해 파트너와 함께 실시하면 좋습니다. 그것이 본래의 '애정을 갖고 체온과 기를 공유하며' 하는 '48수 요가'의 목적이기 때문입니다.

48수 요가 사전에 좌절은 없다, 누구나 습관화 가능!

'뭘 해도 오래가지 않아요', '전 의지가 약해요….'일상처럼 듣는 말입니다. 실은 저도 그렇습니다.

오래가지 못하는 대부분은 이유는 '시간이 없다', '마음먹고 하기가 힘들다', '금방 질린다'. 이 세 가지입니다. 여기에 '요요'가 추가되면 좌절을 제대로 맛보게 됩니다.

특히 다이어트의 경우 단기간에 집중적으로 하는 식이 조절과 격렬한 운동을 통해 이상적인 몸을 손에 넣을 수 있지만, 이를 지속하지 않으면 반드시 요요가 찾아옵니다.

대부분의 사람은 바로 이 '지속과 습관화'에 어려움을 겪는 것입니다.

물론 저 자신도 요요현상 경험자이며, 또한 요요를 겪지 않는 사람을 만난 적은 한 번도 없습니다.

여기에 중압감이 스트레스로 작용해 식욕이 몰아친다면 그야말로 악순환이 연속됩니다. 달고 짠 음식이나 딱딱한 과자류를 걸신들린 듯이 먹어 치운 경험이 저에게도 있습니다.

이런 상황이 지속되면 건강법은커녕 건강을 해치는 법이 되어버립니다.

계획대로 자신을 채찍질할 수 있는 분이나 이러한 자기 관리를 즐기는 분이라면 또 모르겠지만, 무리하게 시작하거나 단시간에 집중적으로 극도의 제한을 가해도 근본적인 체질 개선으로는 이어지지 않습니다.

따라서 관리를 그만두자마자 요요를 일으키게 되는 것입니다.

안타깝게도 절반에 달하는 사람들이 저와 같은 리바운드 타입이라고 할 수 있습니다.

그러나 이 48수 요가는 어떤 사람이라도 오래 지속하여 습관화할 수 있는 신기한 건강 관리법입니다. 48종류를 처음부터 끝까지 다해야 한다는 생각에서 벗어나 즐기는 것에서부터 시작합니다. 프로그램 내용에도 요요를 일으킬 요소나 부작용은 없습니다.

그렇다고는 해도 새로운 것에 대한 습관을 배게 한다는 건 말처럼 쉬운 일이 아니죠.

하지만 안심하세요. 의외로 그렇지도 않답니다.

문제는 '진행 방법'과 '속도'에 있습니다.

쉽게 질리는 성격의 소유자인 탓에 매일 무언가를 하도록 종용당하면 거부감에 3일 이상 지속하지 못하곤 했습니다. 그러나 저처럼 작심삼일인 사람에게도 '진행 방법과 속도를 습관적으로 하는 법'만 전수해 주면 '집에서 매일 하게 되었다'거나 '가끔 생각날 때 실천하고 있다'고 말씀하는 분이 대부분입니다.

즉 좌절할 일은 없습니다. 왜 일까요?

저는 레슨 시에 반드시 '매일 할 필요 없다'는 사실을 강조합니다.

많은 분이 직장이나 사생활에서 이미 과할 정도로 심적 부담감을 느끼고 계십니다.

거기에 한술 더 떠 부담을 주어 봤자 심신의 긴장 상태가 지속되어 본말이 전도될 뿐입니다.

스트레스가 과하면 폭음 폭식을 하게 되는 것은 물론 대사가 원활하지 않게 됩니다. 호르몬 밸런스도 무너지기 십상이구요.

정리하면 요점은 다음 3가지 입니다!

1. 매일 반드시 하는 행동에 녹여 낸다.
2. 생각났을 때 실천한다.
3. 기분 좋은 감각을 뇌가 기억하게 한다.

인간은 '괴롭다'거나 '힘들다'는 등의 '음의 조건'에서 절대로 일을 오래 지속하지 못합니다. 그 대신 '즐겁다'나 '기분 좋다!'라고 느끼는 '양의 조건'에서는 행위를 지속하기 쉽습니다.

이것이 바로 '기분 좋고 즐거운 습관'이 되는 것입니다.

저의 루틴을 한 가지 소개하면, 침대에 누웠을 때 졸려서 눈이 감겨 오더라도 일단 전신의 힘을 빼고 몸을 옆으로 비틉니다(68페이지 '창밖의 달' 자세).

상쾌하다는 느낌이 들 때까지 몸을 쭉 뻗으면 몸속 어딘가가 뻥 하고 뚫린 기분이 듭니다. 그러면 자연스레 '좀 더 상쾌해질 수 있는 것'을 원하게 됩니다.

'이번엔 허벅지를 스트레칭해 볼까', '다리가 부어서 아프니까 다리 안쪽을 좀 마사지해 볼까' 등 '기분 좋은 감각'이 하나둘씩 늘게 되면 어느새 몇 가지 자세를 조합하여 하고 있는 자신을 발견하게 됩니다.

즉 '기분 좋은 감각'이란 중독입니다.
48수 요가에는 '기분 좋은' 동작이 넘치도록 준비되어 있으니 마음에 쏙 드는 것을 발견하기 바랍니다.

48수 요가는 이부자리에서 할 수 있는 자세가 많습니다. '잠'은 아무리 바쁜 분이라도 매일 반드시 해야 하는 행위이며, '자는 데 질렸으니 내일은 안 자야지'라고 말하는 사람은 없을 것입니다.

잠자리에 누워서 할 수 있는 48수 요가는 수면 전에 힘을 들이지 않고 실시할 수 있어 습관화하기 좋습니다.

매일 할 필요는 없다

'매일 해야지'라고 마음먹으면 갑자기 힘이 될 수 있겠지만, 실제로 매일 해야 하는 것은 다름 아닌 '릴렉싱'입니다.

불임 치료에 난항을 겪고 있다고 상담해 주신 대부분의 회원은 '임신을 위해 매일 이걸 먹고 있어요', '디카페인 오가닉 티를 매일 같이 마시고 있어요' 등, **'생활에 무언가를 더하는 것'에 집중할 뿐, '빼는 것'은 간과하고 있었습니다.**

실제로 90% 이상이 더하기에 초점을 맞추고 있는 것이 실상입니다.

이에 저는 큰맘 먹고 불임 치료를 2개월간 중단하고 지금 하고 있는 것들을 모두 쉬면서 **'아무것도 하지 말라'**고 당부합니다.

물론 그 기간 동안 나의 레슨이나 살롱에 방문하는 것도 중단시킵니다.

이렇게 설명하면, 대부분의 회원은 영문을 모르겠다는 얼굴을 합니다.

그리고 잠시 후 뭔가 깨달았다는 표정을 짓고는, '저, 릴렉스하는 게 어려웠나 봐요!'라고 합니다.

혹 '아무것도 안 하는 것'에 불안을 갖고 있다면, 대자연의 산과 바다로 나가 보기 바랍니다. 나뭇잎이 바람에 춤추는 소리, 파도 소리와 흙 냄새와 같은 인공적이지 않은 순수한 자연을 몸에 힘을 빼고 만끽해 보는 것입니다.

그러면 6개월이 안 되어 연락이 와 "자연 임신이 됐어요!"라는 소식을 들려주는 분이 많이 있습니다.

무의식중에 자신을 몰아넣고 있었던 건 아닌지, 모르는 틈에 스트레스를 받고 있었던 것은 아닌지 알 수 있게 됩니다.

심신의 긴장 상태가 지속되면 내장이 활발히 활동할 수 없게 됩니다.

최근의 마인드풀니스(mindfulness, 마음 챙김)나 명상 붐이 말해 주듯, '릴렉싱'은 위장의 움직임을 활발하게 해 디톡스 효과를 높이고, 자율신경과 호르몬 밸런스를 맞추기 위한 지름길입니다. 그 밖에 뇌가 창조성을 발휘할 때도 이렇듯 편안하게 릴렉스하고 있을 때입니다.

48수 요가의 포인트는 '정기적으로 하는 것'입니다.

'정기적'이라고 하면 바쁜 직장 생활로 인해 주저할 수 있지만 괜찮습니다.

매일 또한 주 1회는 반드시, 가령 이러한 페이스가 아니어도 됩니다.

'월 2회만'은 어떤가요.

왠지 모르게 할 수 있을 것 같은 기분이 들지 않나요?

덧붙여 저는 50분짜리 레슨을 달에 2회만 '정기적으로' 실시한 것만으로 반년이 지날 무렵 10kg을 감량할 수 있었습니다. 그 밖에 다른 관리는 하지 않았기 때문에 스스로는 눈치 채지 못하고 주변 사람이 건네는 '살 빠졌네?'라는 말에 이윽고 실감하게 된 것입니다. 그 때문에 요요현상은 물론 없었고요.

조금 예외인 케이스에 해당하지만, 단기간에 걸친 다이어트를 위해 매일 1시간 동안 꾸준히 실시한 끝에 한 달 만에 1kg을 감량한 20대 회원도 있었습니다.

강사인 저보다 더한 그녀의 젊은 열의에 감격하며 이야기를 들어 보니, 아니나 다를까 스스로의 '정기적'인 페이스에 맞춰 매일 아침 8시에 일어나 공복 상태에서 실시했다는 후일담이었습니다.

지금에 이르러선 매일이 아닌 피로가 쌓인 때나 리프레시가 필요할 때만 실시하고 있으며 요요현상도 없다고 합니다.

먼저 48수 요가를 전체적으로 시험 삼아 해보고 자신에게 맞는 '기분 좋은 감각'을 찾아보기 바랍니다.

그때가 바로 48수 요가 생활의 시작점입니다!

48수 요가를 시작하기 전 염두해 둘 3가지 사항

1. 의욕이 샘솟는 복장으로!
2. 무리하지 않는 선에 반복적으로 실시
3. 찡그린 얼굴은 금지! 미간은 넓게!

평소 개인 레슨을 위해 롯본기, 에비스, 고라쿠엔의 각 스튜디오로 출장을 갈 때가 있습니다.

기본 50분 수업으로 구성되는데, 레슨 전 예약을 접수하는 단계에서 움직이기 편하고, 되도록이면 '의욕이 솟아날 만한 복장'을 갖추도록 당부합니다.

여성은 '마음에 드는 옷'을 착용하는 것만으로 에스트로젠 수치가 올라간다는 연구 데이터도 있다고 하니, '의욕이 생긴다'는 것은 매우 중요한 요소입니다.

레슨은 특별히 요가 매트를 사용하지 않고 마룻바닥에서 맨발로 진행합니다.

별도 준비 과정도 필요 없고 0.5평 정도의 공간만 있으면 충분히 움직임을 확보할 수 있으므로, 여러분은 침대 위에서 이 책을 펼쳐 놓고 좋아하는 복장이나 란제리, 좋아하는 음악을 갖춰 놓고 자신만의 '의욕이 생기는 상태'에서 시도해 보기 바랍니다. 음악은 뇌 전체가 받아들이기 때문에 뇌 활성화 및 뇌내 스트레스 케어에 뛰어난 효과를 자랑합니다. 그러므로 이 음악이 운동을 한층 더 즐겁게 해 줄 것입니다.

참고로 밤 레슨에서는 나이트 재즈와 같은 무드 있는 음악을, 아침 점심으로는 R&B나 라틴 음악 등 신나는 곡을 사용합니다.

또한, 확실한 체질 개선에는 3~6개월 정도가 걸린다고 생각하세요. 나 자신도 체중이 줄기 시작한 것은 3개월이 지났을 무렵부터였습니다. 단기 집중은 요요현상의 원인이 되므로 느긋한 마음으로 임하는 것이 좋습니다.

처음에는 주 1회로 충분합니다.

다치는 곳 없이 관절이 움직일 수 있는 범위에서 시작해 서서히 움직임을 크게 하면서 회수를 거듭해 갑니다.

또 예쁜 얼굴이 상하지 않도록 미간을 찌푸리는 것은 자제하세요!

밝은 표정 또한 마음을 긍정적으로 바꾸는 데 한몫을 하니 '좋아하는 상대가 지켜본다'는 생각으로 미간을 넓게 밝은 표정으로 임하도록 합니다.

그럼 준비가 됐으면 함께 48수 요가를 시작해 볼까요?

제 2 장

실전! 48수 요가
에도시대 유녀에게 배우는
여성호르몬 · 체력 활성법

"기모노를 벗는 여성의 아름다움은 구름을 관통하는 태양과 같다."

– 오귀스트 로댕 –

Part 1

누워서 할 수 있는
호르몬 활성술

1수 → 23수

여성의 활약상이 돋보이는 요즘, '전투 모드'에서 벗어나지 못하고 컨디션 난조를 호소하는 분이 많습니다. 두통, 어깨 결림, 눈의 피로 외에도 업무 스트레스와 카페인, 알코올 과잉 섭취 등의 이유로 교감신경이 우세한 상태가 장시간 지속되면 변비나 위통 등의 위장 불량, 두근거림, 현기증, 불안, 짜증, 공황 등의 신경 증상이 나타납니다. 이와 함께 수면장애, 생리불순, 무배란 월경, 갱년기장애 등의 호르몬 밸런스 손상으로 인한 증상도 일어납니다.

경직된 신경을 풀어 주고 심신을 편안하게 하는 것은 자율신경을 안정시키고 내장 운동을 활발히 해 여성호르몬 활성화로 직결되므로 여러 가지 증상의 케어와 예방으로 이어집니다. 48수 요가의 전반부인 이 장에서는 누운 상태에서 심신을 풀어 주는 효과가 있는 것들을 모아 다음 3가지 분류로 나눴습니다.

① 림프 릴렉싱 편(1수~8수)
② 엎드리기 편(9수~15수)
③ 위를 보고 눕기 편(16수~23수)

모든 자세는 깊은 복식호흡으로 실시합니다. 특히 릴렉스하기가 어렵고 신경성 피로 및 각종 신경성 증상을 갖고 계신 분께 추천하므로 자유롭고 편안한 시간에 꼭 한 번 시도해 보시기 바랍니다.

1수 휘감기

심신을 풀어 주고 에너지를 높인다.

미간에 힘을 빼도록 합니다. 이마에는 제3의 눈이라고 불리는 제6 차크라가 있어 두통, 눈, 귀, 스트레스에 연관이 있는 중요한 부위입니다. 또한, 호르몬 등 내분비계와 신경에 영향을 미친다고도 알려져 있습니다.

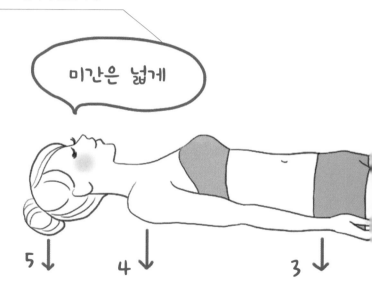

미간은 넓게

◆ 효과

자율신경 조정 스트레스 케어

멘탈 케어 에너지 강화

전신 릴렉스 작용과 에너지 흐름 개선에 최적이라고 알려진 자세입니다.

◆ 방법

① 천장을 보고 누운 뒤 전신의 힘을 빼고 미간을 넓게 풀어 준다는 느낌으로 가볍게 눈을 감는다.

② 발끝에서부터 무릎, 엉덩이, 배, 가슴, 어깨, 머리 순서로 의식을 향하게 하고 천천히 릴렉스하며 전신의 체중을 바닥에 가라앉힌다.

③ 복식호흡으로 코로 천천히 숨을 들이쉬고 입으로 천천히 뱉어낸다. 들숨은 4초, 날숨은 6초를 기준으로 한다. 완전히 릴렉스될 때까지 반복한다.

◆ Point

릴렉스는 심신을 완화하는 기본 동작입니다.
YOGA의 '송장 자세'에 해당합니다.

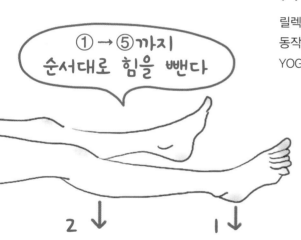

① → ⑤까지
순서대로 힘을 뺀다

2 ↓   1 ↓

휘감기란

'휘감기'란 '서로 엉겨 붙는다'는 의미입니다. 위를 보고 누운 여성 위에 남성이 포개지는 전희 체위입니다. 릴렉스한 상태에서 파트너의 체온을 공유함으로써 애착 효과를 상승시킵니다.

2수 골짜기 건너기

상반신의 림프순환을 촉진한다.

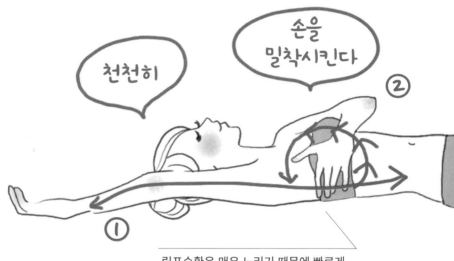

천천히

손을 밀착시킨다

①

②

림프순환은 매우 느리기 때문에 빠르게 문지르지 않도록 주의한다.

◆ 효과

붓기 해소   림프 케어   스트레스 케어

바스트 케어는 물론 옆구리에 위치한 간 경락을 자극하여 피로 회복과 당기는 듯한 통증, 붓기 케어, 우울증 케어에도 추천합니다. 릴렉스 효과도 있습니다.

◆ 방법

① 1수 휘감기 자세에서 한쪽 팔을 위로 뻗는다.

② 다른 한쪽 팔을 겨드랑이 아래에 밀착시킨 뒤 옆구리와 겨드랑이 아래, 팔꿈치 부분까지 천천히 문지르고, 가슴 주변도 천천히 열을 내듯 문지른다.

③ 겨드랑이 아래에서 시작해 가슴 아래, 가슴골, 쇄골 아래를 원을 그리듯 마사지한다.

④ 반대쪽 팔도 똑같이 반복한다. 3~5분 정도를 기준으로 삼도록 한다.

◆ Point

특히 겨드랑이 아래에서부터 가슴 주변, 옆구리를 부드럽게 손으로 문질러 열을 냅니다.

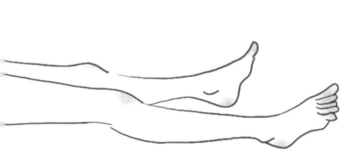

골짜기 건너기란

여성의 가슴을 골짜기에 비유한 것으로 여성이 위를 보고 누운 상태에서 파트너가 실시해 주는 가슴 전희 체위입니다.

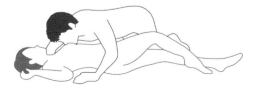

3수 다가 붙기

하반신의 붓기를 해소한다.

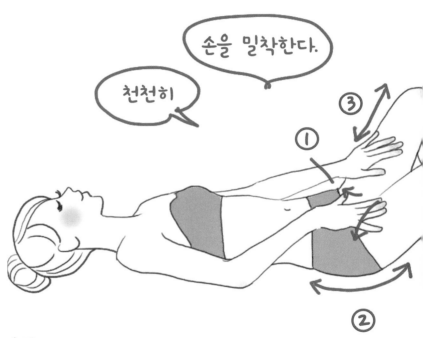

◆ 효과

붓기 해소 | 림프 케어
스트레스 케어 | 냉증 완화

엉덩이 주변의 림프 케어로 엉덩이 부위의 냉증, 생리통, 하반신 부종이 있으신 분께 특히 추천합니다. 릴렉스 효과도 있습니다.

림프순환은 매우 느리기 때문에
빠르게 문지르지 않도록 주의한다.

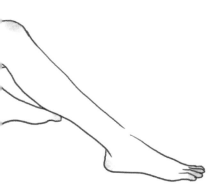

◆ 방법

① 1수 휘감기 자세에서 양손을 엉덩관
   절에 가져다 댄다.

② 손바닥을 엉덩관절에 밀착시킨 다
   음, 고관절, 엉덩이 전체, 허벅지 안
   쪽과 바깥쪽을 천천히 원을 그리듯
   문지르며 열을 발생시킨다.

③ 냉증이 특히 심한 부위는 신경 써서
   문지른다. 3~5분 정도 실시한다

◆ Point

특히 엉덩이 주변과 엉덩관절을 중심으
로 부드럽게 손으로 문질러 열을 발생
시킵니다.

다가 붙기란?

2수 '골짜기 건너기'와 같이 여성이 위를 보고 누운 상태에서 파트너
가 실시해 주는 하반신 전희입니다. 춘화에서는 '관음(相こがれ)'이
라는 제목으로 두 사람을 지켜보는 또 다른 인물이 등장하는 경우가
많습니다

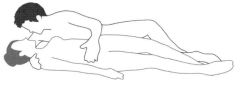

4수 창 밖의 달

몸통을 비틀어 내장을 활성화한다.

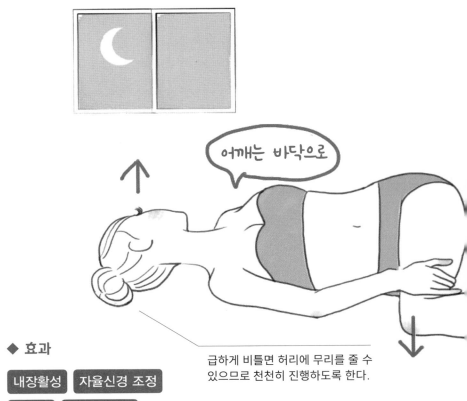

어깨는 바닥으로

급하게 비틀면 허리에 무리를 줄 수
있으므로 천천히 진행하도록 한다.

◆ 효과

내장활성 자율신경 조정

디톡스 잘록한 허리

복부에 작용하는 자세로 신장 및 장의 활성화 및 디톡스 효과, 변
비 케어, 복부 당김에도 효과적입니다. 파트너와 함께 실시할 경우
불안 해소 효과도 있습니다.

◆ 방법

① 천장을 보고 누운 다음 오른쪽 무릎을 세워 왼손으로 잡는다.

② 그 상태로 무릎을 왼손으로 당기며 몸을 비튼다.

③ 오른쪽 어깨가 바닥에서 떨어지지 않도록 얼굴은 오른쪽에 있는 창문 밖의 달을 바라보는 듯한 자세를 유지하고, 복식호흡을 6회(1분간) 실시한다.

④ 같은 순서로 반대편도 실시한다.

◆ Point

확실하게 몸통을 비틀어 유연성을 몸에 익힙니다. YOGA의 '위를 향한 비틀림 자세'와 비슷합니다

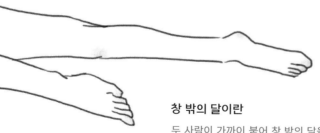

창 밖의 달이란

두 사람이 가까이 붙어 창 밖의 달을 바라보는 상황을 묘사한 것으로, 두 사람이 옆으로 누운 뒤 파트너가 뒤쪽에서 결합하는 후배위 체위입니다. '달을 바라본다'는 시추에이션에서 감수성이 느껴집니다. 상반신을 가볍게 끌어 안으면 애착 효과가 상승합니다.

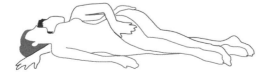

5수 사타구니 조이기

사타구니를 단련하고 질을 수축한다.

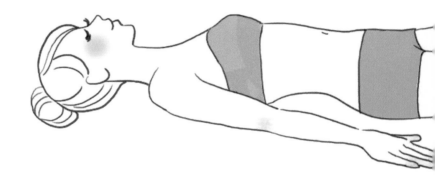

◆ 효과

질 수축 효과   다리 라인 개선

질 수축 효과뿐 아니라 O형 다리를 개선하고 싶으신 분,
지하철에 앉을 때 무심코 다리가 벌어지는 분께 특히 추천합니다.

◆ 방법

① 위를 보고 누워 오른 다리를 왼 다리 위에 올려 단단히 교차시킨다.

② 허벅지 안쪽과 바깥쪽 근육 전체에 꽉 하고 힘을 주어 좌우 허벅지를 단단히 밀착시키고, 항문과 질을 수축시킨 상태를 유지하며 복식호흡을 6회(1분간) 실시한다.

③ 같은 순서로 반대편도 실시한다.

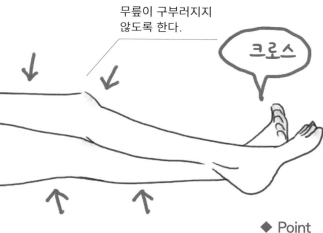

무릎이 구부러지지 않도록 한다.

크로스

◆ Point

평소에 잘 쓰지 않는 허벅지 안쪽 근육 및 치골, 질과 항문 주변의 괄약근을 강화시킵니다.

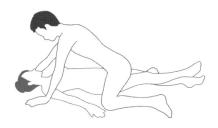

사타구니 조이기란

다리를 쭉 뻗은 상태로 교차시킴으로써 고관절과 허벅지를 조여 파트너에게 자극을 더하는 정상위 체위입니다.

6수 찌르레기

목을 스트레칭하면서 복근을 강화한다

목을 손으로 너무 세게 당기면 목 근
육을 다칠 수 있으므로 주의한다.

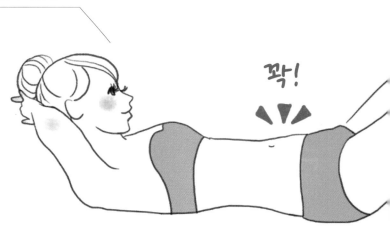

◆ 효과

목 결림 해소 **복근 강화**

복근 강화 및 목 스트레칭, 목 결림 해소 효과가 있습니다.

◆ 방법

① 위를 보고 누워 양 무릎을 세운다

② 가볍게 다리를 벌리고 양손을 머리 뒤에서 맞잡는다.

③ 배꼽 아랫배에 집중하며 복근에 힘을 준 상태로 천천히 목을 들어 올린다.

④ 시선은 배꼽을 보고 자세를 유지하며 복식호흡을 6회(1분간) 실시한다.

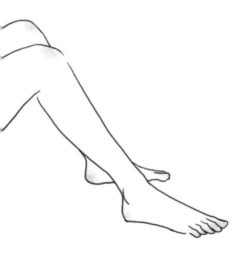

◆ Point

머리를 들어 올린 상태로 자세를 유지해야 하므로 목의 근력과 유연성이 요구됩니다. 간단한 근력 운동 효과가 있어 근육 트레이닝 경험이 없는 초보자에게도 추천합니다.

찌르레기란?

에도시대에 시골에서 수도인 에도로 돈을 벌기 위해 상경한 사람을 '찌르레기'라고 불렀다고 하는데. 여기서는 새끼 찌르레기를 비유한 것이라고 여겨집니다. 전희의 일종으로 여성이 아래로 가는 69 체위입니다.

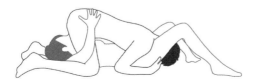

7수 지렛대 걸기

질을 수축하고 아름다운 라인을 만든다.

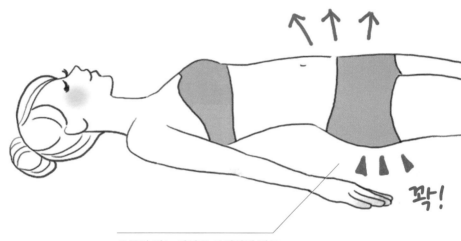

요통이 있는 사람은 무리하지 말고
가능한 범위 내에서 조금씩 실시할 것.

◆ 효과

질 수축 효과   힙업 효과

힙업에 효과적입니다. 식빵 엉덩이, 처진 엉덩이로 고민하는 분께
추천합니다.

◆ 방법

① 위를 향해 큰대자로 눕는다.

② 항문과 질을 수축시키고 엉덩이 전체에 힘을 준다.

③ 어깨와 종아리를 바닥에 단단히 밀착시킨 상태에서 천장이 치골을 잡아당긴다는 느낌으로 엉덩이를 바닥에서 뗀다.

④ 자세를 유지하며 복식호흡을 6회(1분간) 실시한다.

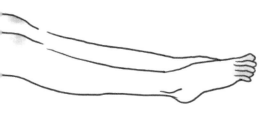

◆ Point

엉덩이와 허리 근육을 사용하며 페어로 실시할 때는 허리를 위쪽으로 비틀면 쉽습니다.

지렛대 걸기란?

두 사람의 중심점에서 성기가 교차하는 모습을 '지렛대'에 비유한 자세입니다. 여성이 아래에 위치한 69 자세에서 결합하는 고난이도 체위입니다.

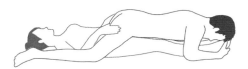

8수 　각로(脚爐) 아래에서

허벅지 및 팔뚝 라인을 개선한다.

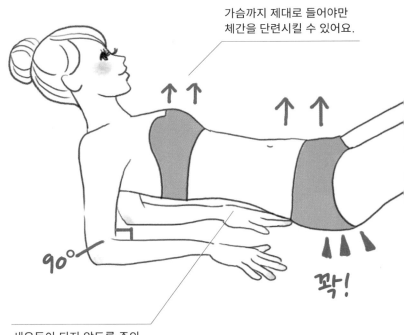

가슴까지 제대로 들어야만
체간을 단련시킬 수 있어요.

90°

새우등이 되지 않도록 주의.

꽉!

◆ 효과

| 팔뚝 살 정리 | 다리 힘 강화 | 힙업 효과 | 체간 강화 |

평소 잘 사용하지 않는 허벅지 뒤 근육, 어깨, 팔 근육을
단련할 수 있습니다.

◆ 방법

① 위를 향해 대자로 누워 양 무릎을 살짝 세우고 양 발바닥을 바닥에 밀착시킨다.

② 양 팔꿈치를 90도 각도로 바닥에 붙이고 상반신을 일으킨 뒤, 항문과 질을 수축시키며 엉덩이를 바닥에서 떼고 가슴은 천장을 향해 들어 올린다.

③ 시선은 배꼽을 보고 자세를 유지하며 복식호흡을 6회(1분간) 실시한다.

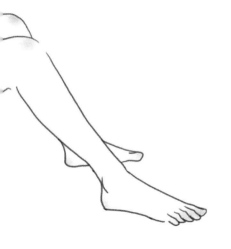

◆ Point

제한된 좁은 장소에서 실시하는 운동으로, 비교적 낮은 강도로 체간을 단련시킬 수 있어 근육 트레이닝 초심자에게도 추천합니다.

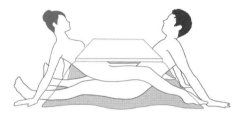

각로 아래에서란?

파트너와 마주 본 상태에서 각로 아래에 숨어하는 체위입니다. 작은 각로에서만 가능하다는 제약이 있지만, 보이지 않는 상태에서 감각만으로 상대방을 찾아야 해 심리적 거리감을 단숨에 좁힐 수 있습니다.

9수 소용돌이

심신을 깊이 릴렉스하여 자율신경을 안정시킨다.

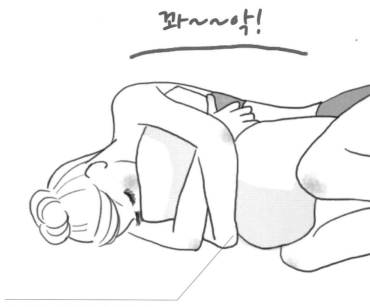

꽈~~악!

호흡이 얕거나 빨라지지 않도록 주의.

◆ 효과

스트레스 케어　　불안 해소　　애착 효과

불안 증세가 있는 분이나 좀처럼 숙면을 취하지 못하는 분께 추천합니다. 파트너와 함께할 경우 애착 효과가 상승합니다.

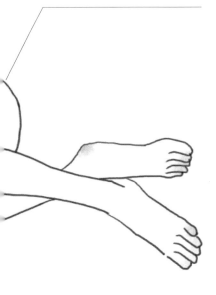

촉감이 좋은 것을 선택하면
릴렉스 효과가 더욱 뛰어납니다.

◆ 방법

① 옆으로 눕는다.

② 베개나 담요 등 부드러운 소재의 물건
을 양다리와 팔을 이용해 끌어안는다.

③ 들숨 4초, 날숨 6초를 기준으로 천천히
깊게 복식호흡을 반복한다.

◆ Point

태아처럼 몸을 마는 자세로 릴렉스 효과
가 매우 뛰어납니다.

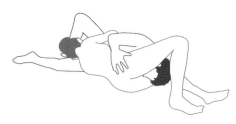

소용돌이란?

일본의 전통적인 소용돌이 문양에서 비롯된 전
희 체위입니다. 두 사람이 마주 보고 누운 69
자세에서 파트너를 끌어안고 실시합니다.

10수 맷돌 돌리기

혈류와 신진대사를 개선한다.

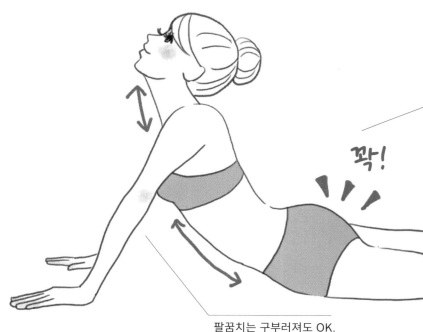

꽉!

팔꿈치는 구부러져도 OK.

◆ 효과

혈액순환 대사 촉진
수면 케어 자율신경 조정

척추와 심장의 차크라에 작용해 혈액순환을 좋게 합니다.
상반신을 젖히는 움직임은 몸을 유연해 보이게 합니다.

◆ 방법

① 엎드린 자세로 턱을 땅에 붙이고 손은
   쫙 펴서 어깨 아래에 놓는다.

② 천천히 팔을 뻗어 상반신을 일으키고 등
   을 뒤로 쭉 당긴다.

③ 자세를 유지하며 복식호흡을 6회(1분간)
   실시한다.

◆ Point

다리를 포함한 전신 스트레칭임을 유념하
며 실시합니다. YOGA의 '코브라 자세'와
같습니다.

상체가 편안히 움직일 수 있는
범위에서 실시한다.

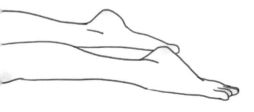

맷돌 돌리기란?

여성 상위 자세를 '맷돌'이라고 하는데, 이 맷돌 자세에
서 다리를 쭉 펴고 파트너에게 강한 자극을 주는 체위를
'맷돌 돌리기'라고 합니다.

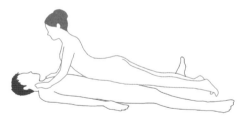

11수 기러기 목

목 결림을 풀어 주고 자율신경을 안정시킨다.

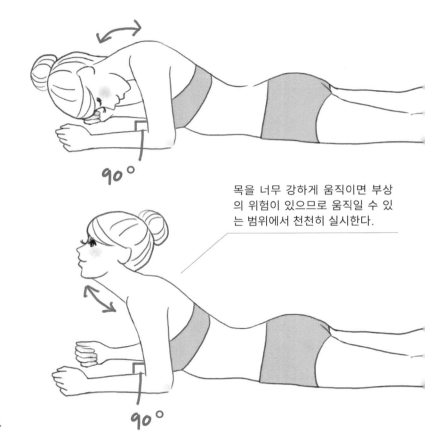

90°

목을 너무 강하게 움직이면 부상의 위험이 있으므로 움직일 수 있는 범위에서 천천히 실시한다.

90°

◆ 효과

目 목 결림 해소 目 자율신경 조정

목을 유연하게 해 결림 현상의 개선 및 예방에 효과적입니다.
자율신경의 정상화에도 효과적입니다.

◆ 방법

① 엎드린 상태에서 팔을 90도로 하고 양 팔꿈치를 바닥에 붙인다.

② 숨을 내쉬며 천천히 머리를 숙여 목 뒤쪽을 스트레칭한다.

③ 다음으로 숨을 들이쉬며 머리를 들어 시선이 되도록 천장을 향하도록 목 안쪽을 스트레칭한다.

④ 복식호흡을 하며 천천히 5회 실시한다.

◆ Point

목의 결림은 자율신경과 깊은 관련이 있으므로 스트레칭을 통해 목이 움직일 수 있는 범위를 늘려 유연함을 얻도록 합니다.

기러기 목이란?

심히 노골적인 이름이 붙여진 소위 펠라티오를 가리키는 체위입니다. 에도시대 유녀는 '기러기 목'이 매우 능숙했다고 합니다. 삽입 시간을 줄여 자신의 몸을 지키기 위해 기술을 갈고 닦았다고 하네요.

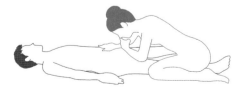

12수 물떼새의 노래

엉덩관절 림프순환을 촉진한다.

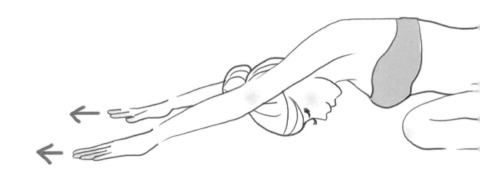

◆ 효과

엉덩관절 유연성　붓기 해소

허벅지 안쪽이 잘 당기는 분이나 하반신의 붓기로 고민하는 분께
추천합니다.

◆ 방법

① 정좌 자세에서 다리를 오른쪽으로 빗겨 앉는다.

② 숨을 내쉬며 그대로 몸을 앞으로 구부리고 손을 전방으로 쭉 뻗는다.

③ 후방에 위치한 다리를 더욱 뒤로 빼 엉덩관절이 늘어나고 있는 것을 확인한다.

④ 자세를 유지하며 복식호흡을 6회(1분간) 실시한다.

⑤ 다리를 왼쪽으로 빗겨 앉아 같은 순서로 반복한다.

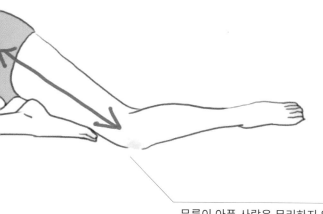

◆ Point

정좌에서 다리를 편하게 빗겨 앉는 자세로 엉덩관절을 스트레칭해 림프순환을 촉진시킵니다.

무릎이 아픈 사람은 무리하지 않도록 주의한다.

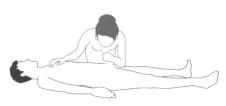

물떼세의 노래란?

『고금와카집(古今和歌集)』과 『금엽집(金葉集)』에 등장하는 '물떼세의 노래'에 멜로디를 붙인 일본 전통 노래 제목에서 유래되었다고 합니다. 여성의 포즈가 '물떼새의 노래'를 거문고로 연주하는 모습과 닮은 펠라티오 체위입니다.

13수 공중제비

몸통을 단련하고 아름다운 히프 라인을 만든다.

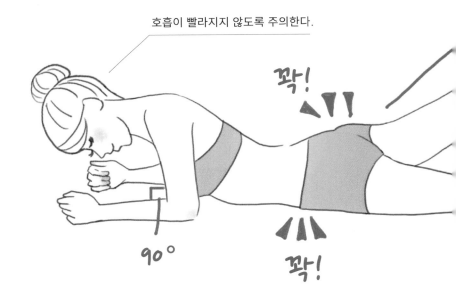

호흡이 빨라지지 않도록 주의한다.

꽉!

90°

꽉!

◆ 효과

체간 강화   다리 라인 개선   힙업 효과

다리를 확실히 들어 올리는 동작으로 힙업과 체간 강화에
효과적입니다.

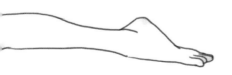

◆ 방법

① 엎드린 자세에서 팔꿈치를 90도 각도로 바닥에 붙이고 상반신을 일으킨다.

② 배를 바닥에 밀착시키고 항문을 수축시킨 다음 한쪽 다리를 든다.

③ 아래 위치한 다리의 발등을 바닥에 밀착시키고 양다리를 발끝까지 쭉 편다.

④ 다리가 완전히 올라가면 자세를 유지하며 복식호흡을 6회(1분간) 실시한다.

⑤ 반대쪽 다리도 반복한다.

다리는 천천히 들어 올린다.

◆ Point

다리를 높게 들어 올리려면 체간과 엉덩이의 근육 힘이 필요하므로 단련해야 한다.

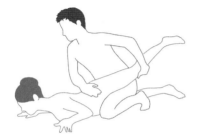

공중제비란?

여성이 엎드린 상태에서 한쪽 다리를 높게 들어 올린 모습을 제비가 공중을 나는 자세에 비유한 체위입니다. 유도의 발기술 명칭 중 하나이며 검술에서도 등장합니다. 여성의 들어 올린 다리 사이로 파트너가 결합하는 후배위의 일종입니다.

14수 부교(浮橋)

몸통과 팔뚝을 단련한다.

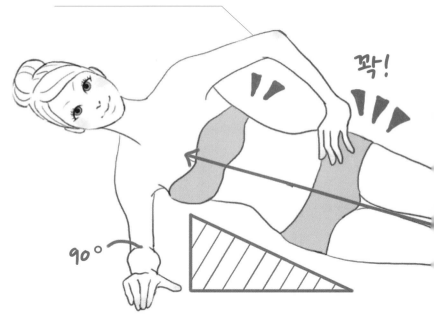

엉덩이가 내려가지 않도록 복근
과 엉덩이에 힘을 주도록 한다.

꽉!

90°

◆ 효과

체간 강화 팔뚝 살 정리

균형 감각 집중력 강화

체간을 강화하고 팔뚝 살을 정리하는 효과가 있습니다.

◆ 방법

① 옆을 보고 누운 자세에서 팔꿈치로 바닥을 괸다.

② 몸을 쭉 편 상태에서 바닥에 괸 팔로 상반신을 일으키고 팔꿈치는 90
도로 구부린다.

③ 항문과 질을 수축시켜 복근에 힘을 준 다음 엉덩이를 들어 올리고 몸
을 일자로 유지한다.

④ 다른 쪽 손은 옆구리 위에 지탱하도록 두어도 된다.

⑤ 자세를 유지하며 복식호흡을 6회(1분간) 실시한다.

⑥ 반대쪽도 똑같이 반복한다.

◆ Point

누워서 한쪽 팔로 체중을 지탱함으로
써 체간을 단련시키는 동작입니다.

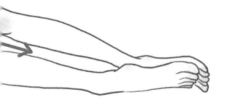

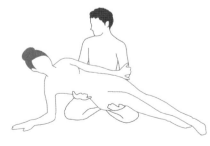

부교란?

밧줄로 연결시킨 배 위에 판자를 놓은 간이 교량
을 '부교'라고 합니다. 옆으로 누워 한쪽 팔로 몸
을 일으킨 여성의 모습이 부교와 같다 하여 이름
붙여진 후배위 자세입니다. 아기에게 젖을 주며
할 수 있는 체위로 춘화에 종종 등장합니다.

15수 **험준한 산길**

섹시한 포즈를 습득한다.

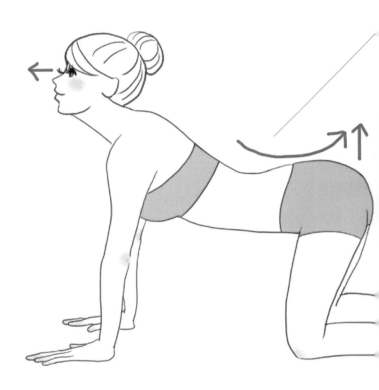

◆ 효과

| 섹시 골반 | 저근 강화 | 생리통 완화 |

| 자궁력 | 요통 예방 |

요통이나 생리통을 가진 분에게 추천합니다.
등을 리프트업하는 효과도 기대할 수 있습니다.

◆ 방법

① 양손과 양 무릎을 바닥에 붙인다.

② 양 무릎은 허리 아래, 양손은 어깨 아래에 놓는다.

천천히 젖힐 것.

③ 숨을 들이쉬며 배를 바닥으로 밀어내린다. 천장이 엉덩이를 끌어당긴다는 느낌으로 자세를 젖힌다.

④ 시선은 똑바로 정면을 본다.

⑤ 숨을 내쉬며 몸의 힘을 빼고 5회 반복한다.

◆ Point

등에서부터 엉덩이에 이르는 라인을 아름답게 가꿔 주는 동작입니다. YOGA의 '소 자세' 또는 '고양이 자세'에 해당합니다. 주로 자궁과 연결된 자세로 알려져 있습니다.

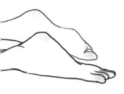

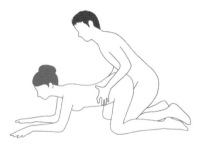

험준한 산길이란?

헤이안시대에 있었던 이치노타니 전투(겐지와 헤이케의 전투)의 배경이었던 험준한 산길을 의미합니다. 이 전투 중 배후에서 적을 덮친 기습 작전을 빗댄 기본적인 후배위입니다. 뒷 장에 등장하는 47수 '절벽에서 반격'으로 이어집니다.

16수 넘어진 오뚝이

긴장을 풀고 내장의 컨디션을 조절한다.

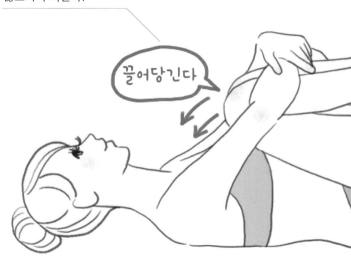

무릎이 양옆으로 펼쳐지지 않도록 주의한다.

끌어당긴다

◆ 효과

정장 작용　자율신경 조정

릴렉스　디톡스

요통 케어와 정장 작용이 있습니다.
변비를 가진 분이나 배에 가스가 자주 차는 분께 추천합니다.

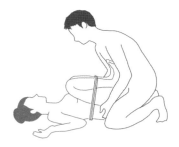

◆ 방법

① 위를 보고 누운 뒤 다리를 모은다.

② 복근을 이용해 양 무릎을 들어 올리고 가슴 쪽
   으로 끌어당긴 뒤 양팔로 감싸 안는다.

③ 자세를 유지하고 몸에 힘을 뺀 뒤 복식호흡을
   6회(1분간) 실시한다.

◆ Point

끈 대신 양팔로 무릎을 끌어안아 허리를 스트
레칭합니다. YOGA의 '바람 빼기 자세'에 해당
합니다.

허리가 펴진 감각을 느끼도록 한다.

넘어진 오뚝이란?

여성의 모습을 넘어진 오뚝이에 비유한 체위로
에도시대의 SM에 해당합니다. 무릎을 끈으로
묶고 두 다리를 들어 올린 상태에서 하는 정상
위입니다.

※SM: 사디스트(sadist)+마조히스트(mazochist)
   의 약자(역자 주)

17수　이판사판

목 결림을 해소하고 복근을 단련한다.

무릎이 양옆으로 펼쳐지지
않도록 주의한다.

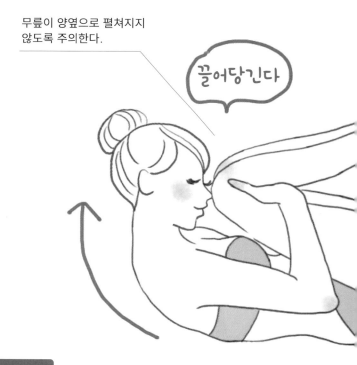

끌어당긴다

◆ 효과

| 복근 강화 | 요통 예방 |

| 결림 해소 | 정장 작용 |

복근 강화, 스트레칭을 통한 목 결림 해소와 요통 완화, 정장
작용을 기대할 수 있습니다

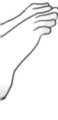

◆ **방법**

① 위를 보고 누운 뒤 다리를 모은다.

② 복근을 이용해 양 무릎을 들어 올리고 가슴 쪽으로 끌어당긴다.

③ 양 무릎을 모은 뒤 양손을 무릎 뒤에 끼운다.

④ 복근에 더욱 힘을 주고 무릎과 이마를 붙이듯이 상반신과 머리를 무릎에 가까이 댄다.

⑤ 자세를 유지하며 복식호흡을 6회(1분간) 실시한다.

◆ Point

16수 '넘어진 오뚝이'의 연장선으로 스트레칭 효과를 더욱 강화한 동작입니다. 복근을 이용해 두 다리를 들어 올립니다.

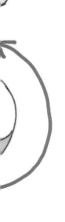

이판사판이란?

넘어진 오뚝이와 같이 무릎을 끈으로 묶고 추가로 양손까지 결박하는 에도시대의 SM입니다. 사리 분별 따위는 하지 않겠다는 네이밍에서 에도의 자유분방함이 느껴집니다. 양팔을 파트너의 목에 걸면 애착 효과를 높일 수 있습니다.

18수 마름모꼴 꽃무늬

호르몬을 조절하고 힙업 운동을 한다.

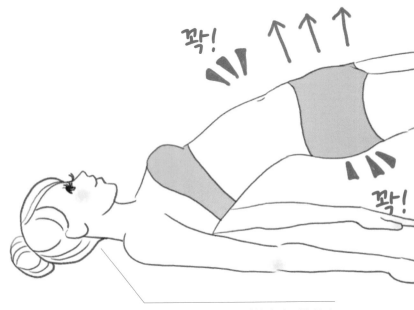

꽉!

꽉!

목이 아픈 사람은 무리하지 않도록 한다.

◆ 효과

[호르몬 밸런스] [자율신경 조정]

[힙업 효과] [목 결림 해소]

목과 가슴을 스트레칭해 목 결림을 해소하고 엉덩이 라인을 가꾸는 효과가 있습니다. 부신 및 갑상선호르몬 분비 조절과 자율신경 안정을 기대할 수 있는 동작입니다.

◆ 방법

① 위를 보고 누운 뒤 다리를 가볍게 벌린다.

② 무릎 아래에 발이 위치하도록 무릎을 굽히고 손바닥은 바닥을 향하게 둔다.

③ 항문을 수축시키고 엉덩이 근육에 힘을 준 다음 엉덩이를 위로 들어 올린다.

④ 치골과 배, 가슴을 더욱더 위로 당겨 올린다.

⑤ 자세를 유지하며 복식호흡을 6회(1분간) 실시한다.

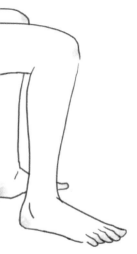

◆ Point

체간과 엉덩이 근육을 이용해 허리를 힘껏 들어 올려야 합니다. YOGA의 '다리 자세'와 유사합니다.

마름모꼴 꽃무늬란?

여성이 허리를 들고 다리를 벌린 모습이 일본의 '하나비시' 문양과 비슷하다 하여 이름 붙여진 전희 체위입니다. 파트너는 웅크린 상태로 허벅지 사이로 얼굴을 넣습니다.

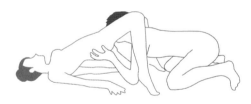

19수 솔잎 가르기

엉덩관절을 풀어 주고 아름다운 다리 라인을 만든다.

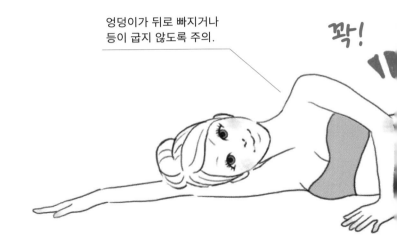

엉덩이가 뒤로 빠지거나
등이 굽지 않도록 주의.

꽉!

◆ 효과

잘록한 허리   체간 강화

다리 라인 개선   엉덩관절 유연성

잘록한 허리를 만들면서 체간을 강화시킵니다. 엉덩이 근육과
다리 전체의 근육을 사용하므로 힙업 효과와 다리 라인 개선 효
과가 있습니다.

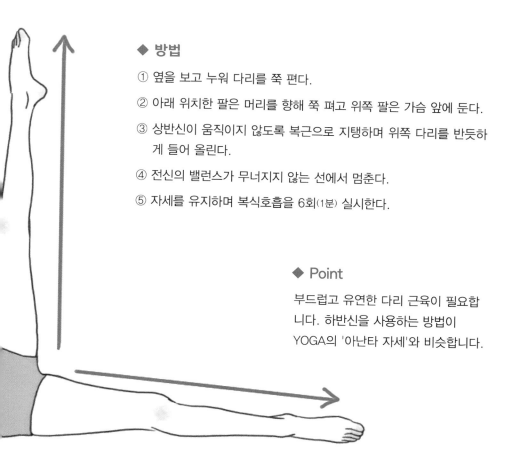

◆ 방법

① 옆을 보고 누워 다리를 쭉 편다.

② 아래 위치한 팔은 머리를 향해 쭉 펴고 위쪽 팔은 가슴 앞에 둔다.

③ 상반신이 움직이지 않도록 복근으로 지탱하며 위쪽 다리를 반듯하게 들어 올린다.

④ 전신의 밸런스가 무너지지 않는 선에서 멈춘다.

⑤ 자세를 유지하며 복식호흡을 6회(1분) 실시한다.

◆ Point

부드럽고 유연한 다리 근육이 필요합니다. 하반신을 사용하는 방법이 YOGA의 '아난타 자세'와 비슷합니다.

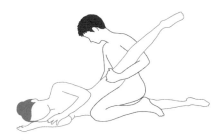

솔잎 가르기란?

옆으로 누운 여성의 모습을 솔잎에 비유한 정상위의 일종입니다. 에도시대부터 대중적으로 인기를 끌었던 체위였다고 합니다. 파트너가 높게 든 여성의 다리 사이로 자신의 다리를 교차시켜 지탱하는 체위입니다.

20수 깊은 산

종아리를 스트레칭하면서 디톡스 효과를 높인다.

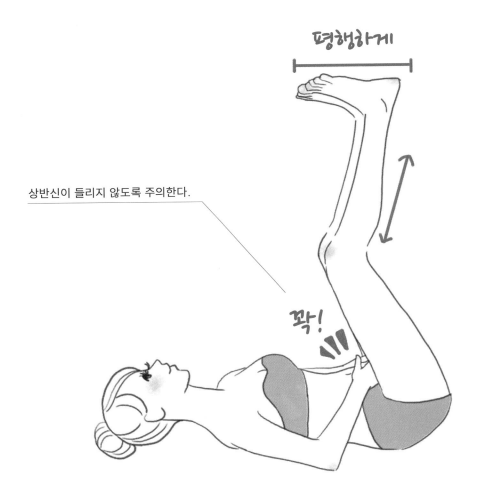

평행하게

상반신이 들리지 않도록 주의한다.

꽉!

◆ 효과

변비 해소   내장 활성   복근 강화   디톡스

변비를 해소하고 내장 기능을 활성화합니다.
요통 예방에서 효과적입니다.

◆ 방법

① 위를 보고 누운 뒤 양손은 배꼽 아랫배에 둔다.

② 손을 올려 놓은 배꼽 아래 복근에 힘을 집중하고 복근 힘을 이용해 양다리를 들어 올린다.

③ 양다리를 가볍게 벌린 상태에서 무릎을 구부린 뒤 발바닥은 천장과 평행하게 하고 발끝은 머리 쪽으로 향한다.

④ 종아리가 당기는 느낌을 받으며 자세를 유지하고 복식호흡을 6회(1분간) 실시한다.

◆ Point

허리와 종아리를 스트레칭하고 엉덩관절을 자극해 다리 전체의 유연성을 길러 줍니다. YOGA의 '행복한 아기 자세'와 유사합니다.

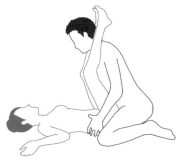

깊은 산이란?

여성의 높게 들어 올린 다리를 심산(깊은 산)에 비유한 정상위 체위입니다. 여성이 양다리를 힘껏 들어 올리면 파트너는 '봄이 도래한 깊은 산속'을 헤치고 들어가듯이 결합합니다.

21수 물떼새

허벅지 앞쪽 근육을 팽팽하게 늘려서
혈액순환을 촉진한다.

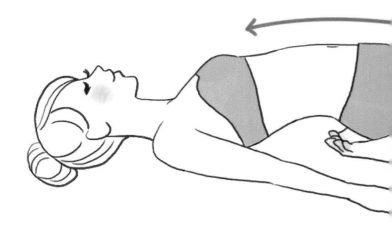

◆ 효과

수면의 질 향상 혈액순환 촉진 대사 증진

신체 좌우 불균형이 고민인 분, 불면증이 있는 분이나 잠들기
까지 시간이 오래 걸리는 분께 추천합니다. 두통 완화와 좌골
신경통 해소 효과도 기대할 수 있습니다.

◆ **방법**

① 발등을 바닥에 붙이고 꿇어앉은 상태에서 허리를 편다.

② 좌우 엉덩이를 바닥에 밀착한 뒤 손을 뒤로 짚고 천천히 몸을 쓰러뜨린다.

③ 무리하지 말고 가능한 지점까지 상반신을 쓰러뜨렸으면 자세를 유지하고 시선은 천장을 본다.

④ 자세를 유지하며 전신의 힘을 빼고 복식호흡을 6회(1분간) 실시한다.

◆ Point

허벅지와 복근의 큰 근육을 역동적으로 스트레칭해 혈액순환, 대사 증진 등 다양한 건강 효과를 얻을 수 있습니다. YOGA의 '누운 영웅 자세'에 해당합니다.

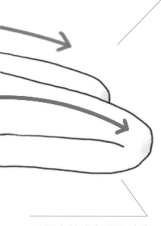

무릎이 위로 뜨지 않도록 주의한다.

무릎과 허리가 아픈 사람은 절대로 무리하지 않도록 한다.

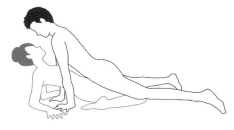

물떼새란?

일본의 전통 연극인 교겐(狂言)의 '물떼새' 공연에 등장하는 '사로잡힌 물떼새'를 빗댄 정상위 체위입니다. 여성이 무릎을 굽힌 상태에서 허벅지를 붙이고 파트너에게 자극을 가하는 포즈로 신체 유연성이 요구되는 체위입니다.

22수 뒤집기

슈퍼 섹시한 포즈를 습득한다.

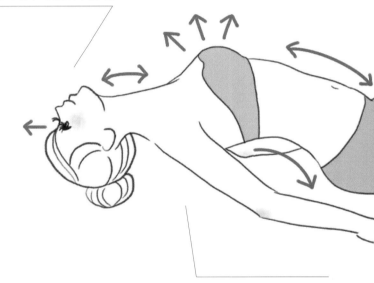

호흡이 멈추지 않도록 한다.

목 스트레칭 시 처음과 끝에 유의할 것. 경추에 문제가 있는 분은 특히 주의.

◆ 효과

섹시   호흡 케어

전신 결림 해소   자세 강화

경부, 가슴 근육, 척추 스트레칭을 통해 호흡기 계통의 활동을 촉진합니다.

◆ 방법

① 위를 보고 누운 뒤 양다리를 모으고 무릎을 가볍게 구부린다.

② 양팔을 몸 옆에 두고 양 팔꿈치로 지탱하며 상반신을 일으킨다.

③ 가슴이 천장으로 당겨 올라간다는 느낌으로 등을 활처럼 젖힌다.

④ 천천히 목을 젖혀 정수리를 바닥에 붙이고 시선은 똑바로 앞을 본다.

⑤ 자세를 유지하며 복식호흡을 6회(1분간) 실시한다.

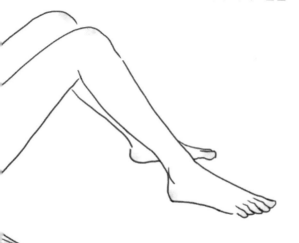

◆ Point

허리를 확실히 젖히면 수월합니다.
YOGA의 '물고기 자세'에 해당합니다.

뒤집기란?

씨름 기술 '뒤집기'에서 유래한 이름입니다. 위를 보고 누운 파트너 위에 여성
이 똑같이 위를 보고 누워 몸을 겹치는 체위입니다. 허리, 가슴, 목을 포함한 전
신 유연성이 중요한 매우 관능적인 자세입니다.

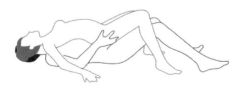

23수 **한일자**

엉덩관절을 유연하게 하고 림프순환을 촉진한다.

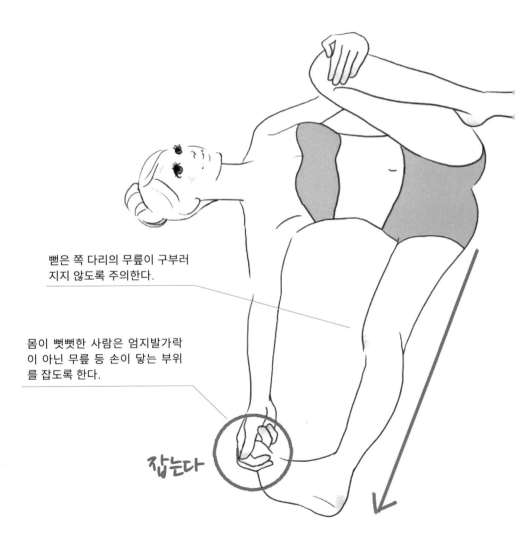

뻗은 쪽 다리의 무릎이 구부러지지 않도록 주의한다.

몸이 뻣뻣한 사람은 엄지발가락이 아닌 무릎 등 손이 닿는 부위를 잡도록 한다.

잡는다

◆ 효과

생리통 케어   엉덩관절 유연   다리 라인 개선   붓기 해소

엉덩관절을 유연하게 하고 다리 라인을 개선하는 효과가 있습니다. 골반 주변의 혈액순환을 좋게 해 생리통 케어 등에도 효과적입니다.

◆ 방법

① 위를 보고 누운 뒤 양다리를 모은다.

② 왼 다리를 올려 엄지발가락을 왼손 검지와 중지 사이에 끼우듯이 잡는다.

③ 그 상태로 다리를 옆으로 벌리고 시선은 천장을 향한다.

④ 오른 다리는 가슴 앞까지 올린 뒤 오른손으로 껴안고 자세를 유지하며 복식 호흡을 6회(1분간) 실시한다.

⑤ 다리를 바꿔 똑같이 반복한다.

◆ Point

양쪽 다리를 한일(一)자 모양으로 찢는 건 어려운 관계로 여기서는 다리를 한쪽씩만 한일자로 스트레칭해 엉덩관절을 풀어 주겠습니다.
YOGA의 '누워서 손으로 발가락 잡기 자세'와 유사합니다.

한일자란?

여성이 한일자 모양으로 벌린 다리에 맞춰 파트너의 몸을 결합시킴으로써 두 사람이 하나가 되는 체위입니다.

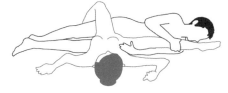

Part 2

쪼그려 앉아서
할 수 있는 체력 활성술

24수 → 39수

'신체 근육의 70%는 하반신'이라고 할 만큼 하반신에는 큰 근육들이 집중되어 있습니다. 냉증으로 인한 하반신 붓기로 고민하는 분, 체력에 자신이 없다고 느끼시는 분은 특히 엉덩관절에 자극을 줌으로써 다리와 엉덩이 근육을 단련해 혈액순환을 촉진할 필요가 있습니다.

최근의 의학 연구에 따르면, 근육의 활성화를 통해 기억력을 높이고 암을 억제하며 우울증을 개선할 수 있다는 사실이 판명되었습니다. 그중에서도 다리 근육을 강화하면 'IL-6'라는 물질이 분비되고, 이 물질이 지방과 결합해 면역 물질의 잘못된 폭주를 억제해 뇌경색과 심근경색 등을 예방할 수 있다고 합니다.

하반신 단련은 '체력의 기본'을 다지는 것과 같습니다. 전신의 혈액순환을 좋게 해 체온을 높여 질병 예방에 효과적인 것은 물론, 매끈한 다리와 보기 좋게 올라붙은 섹시한 엉덩이 라인을 만들고 하반신의 '조임'을 강화해 주기도 합니다.

강인한 체력은 생활의 질을 높여줄 뿐만 아니라 성생활에의 퍼포먼스 향상으로도 이어집니다. 충실한 성생활을 위해 자기의 몸을 지탱할 수 있을 만큼의 다리 힘을 기르고 무게 중심을 조절할 수 있도록 단련해 봅시다.

무릎에 문제가 있는 분은 절대로 무리하지 말고 가능한 범위 내에서 도전해 보시기 바랍니다.

24수 연모하는 목줄

느슨하게 몸통을 단련하고 자세를 교정한다.

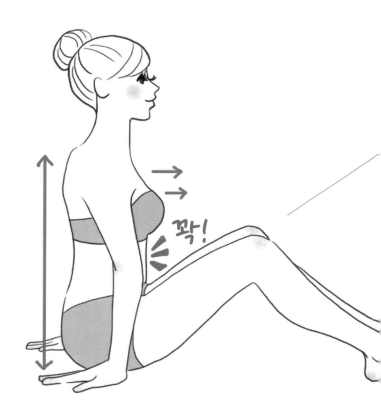

◆ 효과

몸통 강화　자세 개선

팔의 스트레칭 효과와 복근 강화, 자세 개선 효과가 있습니다.

◆ 방법

① 손끝이 뒤를 향하도록 뒤쪽으로 손을 짚고 앉는다.

② 다리를 어깨 폭보다 넓게 벌리고 발바닥은 바닥에 완전히 붙인다.

③ 항문과 질을 수축한 뒤 상반신을 위로 당겨 올리듯이 등줄기를 펴고 가슴은 앞으로 더욱 내민다.

④ 시선은 똑바로 앞을 향하고 자세를 유지하며 복식 호흡을 6회(1분간) 실시한다.

안짱다리가 되지 않도록 하며 무릎은 천장을 향할 것.

◆ Point

가슴이 강조되는 자세이므로 등줄기를 되도록 쫙 펴서 자세 강화에 도움이 되도록 합니다.

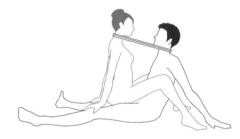

연모하는 목줄이란?

'목줄'이라는 이름 그대로 파트너와 마주 본 상태에서 서로의 목에 끈으로 만든 고리를 걸고 양다리 사이에 파트너를 끼우듯이 결합하는 체위입니다. '연모'라는 단어를 통해 이것저것 재면서도 어쩔 수 없이 끌리는 관계를 즐기는 에도인의 모습이 엿보입니다.

25수 **사로잡힌 연꽃**

다리를 모으는 근육을 강화하고 자세를 개선한다.

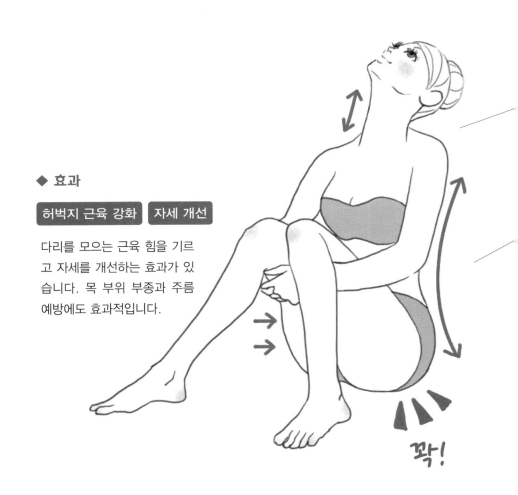

◆ **효과**

허벅지 근육 강화   **자세 개선**

다리를 모으는 근육 힘을 기르
고 자세를 개선하는 효과가 있
습니다. 목 부위 부종과 주름
예방에도 효과적입니다.

꽉!

◆ 방법

① 앉은 자세에서 무릎 뒤로 양손을 맞잡은 뒤 다리를 벌리고 발바닥은 완전히 바닥에 붙인다.

② 항문과 질을 수축한 뒤 양 무릎과 허벅지를 단단히 모아 양손으로 지탱한다.

③ 복근에 힘을 준 상태에서 가슴을 올리며 등을 펴고 시선을 천장으로 향한다.

목을 확실히 뻗을 것.

④ 자세를 유지하며 복식호흡을 6회(1분간) 실시한다.

◆ Point

허벅지를 단단히 모읍니다.

새우등이 되지 않도록 할 것.

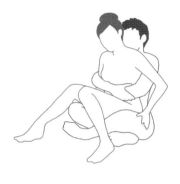

사로잡힌 연꽃이란?

연꽃은 예전부터 도자기 문양, 그림, 시 등에 종종 등장하는 친숙한 존재였습니다. 에도 초기에는 '후요(역주: 일본어로 연꽃이라는 의미)'라는 유명한 유녀가 살았다고 합니다. 앉은 자세 체위로 뒤에서 끌어안아 결합합니다.

26수 **끌어안기**

하반신을 단련하고 균형 감각을 기른다.

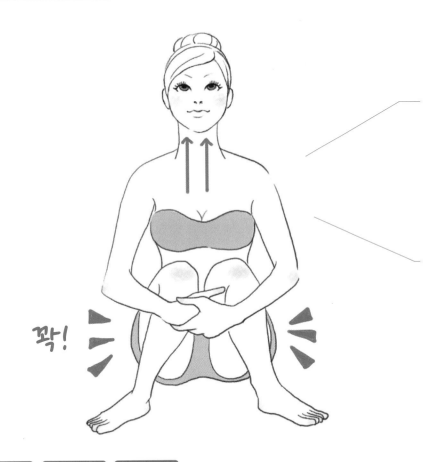

꽉!

◆ 효과

다리 힘 강화 　균형 감각 　붓기 해소

하반신의 근력을 강화하고 냉증과 붓기를 해소하는 효과가 있습니다.

등이 굽지 않도록 한다.

◆ **방법**

① 쭈그리고 앉아 발끝이 정면을 향한 상태에서 다리를 약간 벌리고 발바닥은 바닥에 밀착한다.

② 항문과 질을 수축하며 양 무릎과 허벅지를 단단히 붙이고 양팔로 무릎을 감싸 안는다.

③ 복근에 힘을 주면서 가슴과 등을 편다. 시선은 정면에서 약간 위를 본다.

④ 자세를 유지하며 복식호흡을 6회(1분간) 실시한다.

◆ Point

좌식 생활을 하지 않는 세대의 경우 다리 근력이 약해 쭈그려 앉는 재래식 변기를 사용하기 힘들다는 분이 많습니다. 엉덩이의 큰 근육과 무릎을 굽혔다가 폄으로써 엉덩관절을 자극하는 동작입니다.

리로 넘어지는 경우 중심을
앞쪽에 두고 상반신을 앞으로 구부린다.

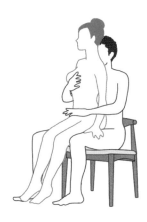

끌어안기란?

파트너와 의자에 앉아 뒤에서 '끌어안아' 결합하는 체위입니다. 다리 근력을 몹시 필요로 하는 자세입니다.

27수 소낙비 다구(茶臼)

엉덩관절의 유연성과 지구력을 기른다.

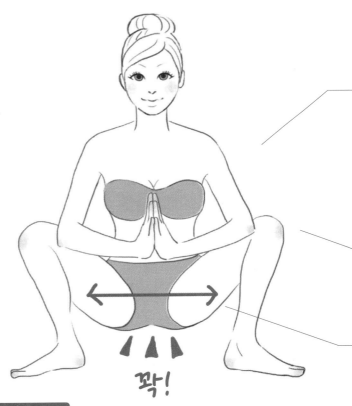

꽉!

◆ 효과

다리 힘 강화   엉덩관절 유연성

하반신 림프 케어   다리 라인 개선

엉덩이와 허벅지 근육을 강화시켜 다리 라인을 아름답게 하는 효과가 있습니다.
엉덩이 부위 냉증과 허벅지 셀룰라이트가 고민이신 분께 특히 추천합니다.

◆ 방법

① 바로 선 자세에서 발끝이 바깥쪽을 향하도록 하고 다리는 어깨너비보다 약간 넓게 벌린다.

② 다리를 벌린 상태에서 바닥에 쭈그려 앉는다. 이 때 무릎은 양쪽으로 펴고 엉덩관절과 안쪽 허벅지를 팽팽하게 당긴다.

③ 항문과 질을 수축하면서 몸을 쭉 편다.

④ 손은 앞으로 맞잡거나 합장하고 양 팔꿈치를 이용해 무릎을 벌려 준다.

⑤ 자세를 유지하며 복식호흡을 6회(1분간) 실시한다.

◆ Point

다리를 힘껏 벌려 엉덩관절과 허벅지 안쪽을 스트레칭합니다.

새우등이 되지 않도록 할 것.

뒤로 넘어지는 경우 중심을 앞쪽에 두고 상반신을 앞으로 구부린다.

엉덩관절을 완전히 펴고 가슴을 들어 올린다.

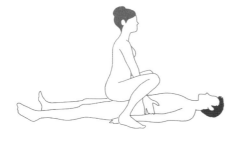

소낙비 다구란?

다구(茶臼/역주: 찻잎을 가는 맷돌)란 여성 상위 체위를 가리키는 용어이며, 소낙비 다구란 스탠더드한 여성 상위 체위를 나타냅니다.

28수 올라타기

신체의 중심을 조절하는 힘을 단련한다.

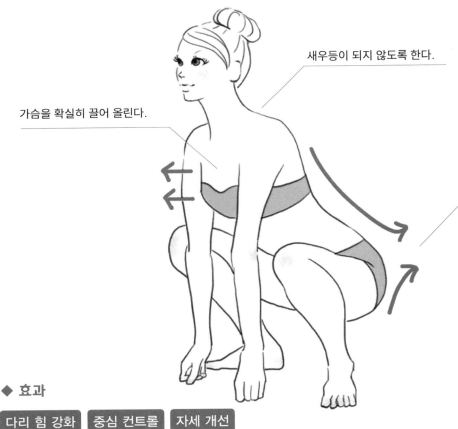

새우등이 되지 않도록 한다.

가슴을 확실히 끌어 올린다.

◆ 효과

다리 힘 강화   중심 컨트롤   자세 개선

다리 전체의 근력 강화, 다리 라인 개선,
자세 개선 효과가 있습니다.

◆ 방법

① 바로 선 자세에서 발끝이 바깥쪽을 향하도록 하고 다리는 어깨너비보다 약간 넓게 벌린다.

② 다리를 벌린 상태에서 바닥에 쭈그려 앉는다. 손은 앞으로 짚어 개구리 자세를 취한다.

③ 항문과 질을 수축하면서 가슴을 들어 올리듯 등을 편다.

④ 양발로 지탱하며 허리를 젖히고 엉덩이를 들어 올리면서 아랫배에 힘을 준다.

⑤ 자세를 유지하며 복식호흡을 6회(1분간) 실시한다.

．

◆ Point

허리를 뒤로 젖힘으로써 등 라인을 아름답게 가꿀 수 있습니다.

엉덩이는 뒤로 쭉 뺀다.

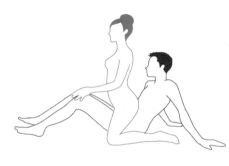

올라타기란?

말에 걸터앉아 달려 나가는 모습을 비유한 체위입니다. 무릎을 들고 앉아 있는 파트너 위에 같은 방향을 보고 걸터앉아 등 뒤에서 결합하는 좌위의 일종입니다.

29수 돌부처 안기

허벅지와 복부를 탄탄하게 한다.

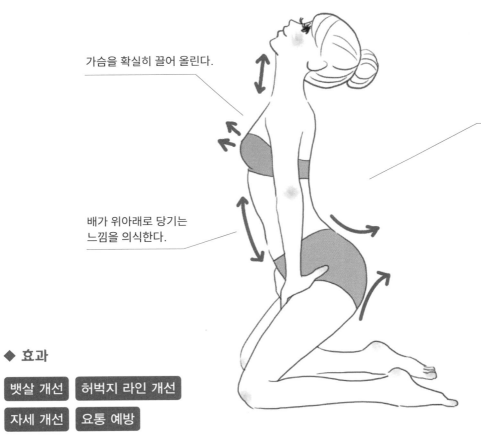

가슴을 확실히 끌어 올린다.

배가 위아래로 당기는
느낌을 의식한다.

◆ 효과

뱃살 개선 　 허벅지 라인 개선

자세 개선 　 요통 예방

복부, 상반신의 라인업 및 자세 강화 효과가 있습니다.
요통 예방과 목의 붓기 및 주름 예방에도 효과적입니다.

◆ 방법

① 무릎을 꿇는 자세에서 다리는 어깨너비로 벌리고 발 등으로 바닥을 누른다.

② 손은 손가락 끝이 허벅지 안쪽을 향하도록 엉덩관절에 댄다.

③ 중심을 약간 내리고 허리를 젖힌다. 복근에 힘을 주면서 배를 쭉 펴고 가슴은 앞으로 한껏 내민다. 동시에 엉덩이를 들어 올린다.

상반신을 힘껏 젖힌다.

④ 시선은 천장으로 향하고 가볍게 눈을 감는다.

⑤ 자세를 유지하며 복식호흡을 6회(1분간) 실시한다.

◆ Point

복근을 스트레칭하면서 허리를 최대한 뒤로 젖힙니다.

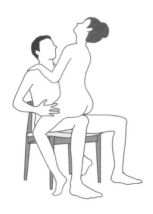

돌부처 안기란?

여성을 품에 안긴 돌부처상에 비유한 여성 상위 자세입니다. 파트너와 마주 본 상태로 걸터앉아 결합하는 체위로 가슴에서 허리에 이르는 라인이 섹시하게 강조되는 체위입니다.

30수 약수바위

허벅지와 질을 단단히 조인다.

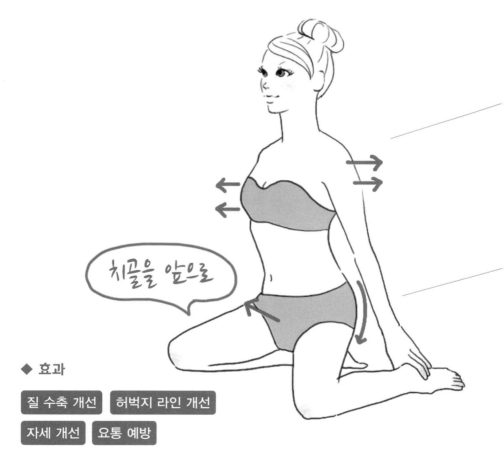

◆ 효과

질 수축 개선   허벅지 라인 개선

자세 개선   요통 예방

허리를 앞쪽으로 틀어 척추를 펴고 어깨뼈를 모으는
자세로서 자율신경 안정과 자세 교정에 효과적입니다.

◆ 방법

① 다리를 어깨너비로 벌린 상태에서 무릎을 대고 앉아 엉덩이를 바닥에서 10cm 정도 들어 올린 자세를 유지한다.

② 손은 뒤쪽으로 하고 손가락으로 발꿈치를 감싼다.

허리를 앞으로 내밀면 자세가 굽기 쉬우므로 유의한다.

③ 어깨뼈를 중앙으로 모아 어깨가 귀보다 뒤에 위치하도록 한다.

④ 항문과 질을 수축하면서 허리 아래쪽을 앞쪽으로 튼다. 등은 곧게 펴고 가슴은 앞으로 내민다.

⑤ 자세를 유지하며 복식호흡을 6회(1분간) 실시한다.

◆ Point

엉덩이는 든다.

체중을 모두 실어 버리면 파트너를 질식시키기 십상이므로 양다리로 자신의 체중을 지탱해 컨트롤할 수 있는 근력을 기르도록 합시다.

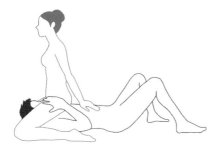

약수바위란?

위를 보고 누운 파트너의 얼굴에 걸터앉는 애무 체위입니다. 바위 사이에서 솟아나는 성수에 비유되는 것은 여성으로서 조금 기쁘게 느껴지기도 하네요.

31수 백폐(百閉) *

골반저근을 단련하고 질을 수축한다.

코로
숨을 들이쉰다.

가슴을 확실히 들어
올린다.

◆ 효과

| 내장하수증 예방 | 내장 활성 | 질 수축 효과 |

| 요통 예방 | 자세 개선 |

치골 주변을 움직이는 스트레칭을 통해 내장을 활성화함으로써 자궁
등의 내장 기능을 좋게 하고, 질 수축과 연관된 골반저근을 강화하
며, 내장하수증과 요통의 개선 및 예방 효과가 있습니다.

후—하고
입으로 뱉는다.

◆ 방법

① 다리를 어깨너비로 벌린 상태에서 무릎을 대고 앉아 엉덩이를 바닥에서 10cm 정도 들어 올린 자세를 유지한다.

② 항문과 질을 수축하면서 손을 허벅지에 올리고 가슴은 앞으로 내밀며 자세를 정돈한다.

③ 약 4초간 숨을 들이쉬면서 허리를 뒤로 젖히고 엉덩이를 든다.

④ 이번에는 약 4초간 숨을 내쉬면서 허리를 앞으로 젖힌다.

⑤ 5세트 실시한다.

◆ Point

다리 힘으로 자신의 체중을 지탱하면서 허리가 움직일 수 있는 영역을 넓혀 갑니다.

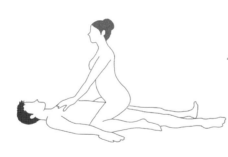

백폐(百閉)란?

'찻잎 맷돌'과 마찬가지로 여성 상위를 가리키는 표현입니다. 여성이 주가 되어 앞뒤로 허리를 움직이는 체위입니다.

32수 달리는 말

허벅지를 단련하여 몸의 균형을 잡는다.

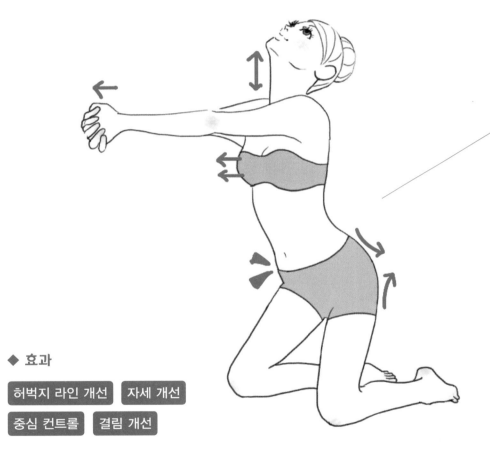

◆ 효과

허벅지 라인 개선   자세 개선

중심 컨트롤   결림 개선

허벅지와 허리 근육 강화 및 중심 컨트롤 효과가 있습니다.
등과 목의 결림 및 붓기 해소과 주름 예방에도 효과적입니다.

① 다리를 어깨너비로 벌린 상태에서 무릎을 대고 앉
   아 엉덩이를 바닥에서 10cm 정도 들어 올린 자세
   를 유지한다.

② 손은 가슴 앞에서 맞잡은 뒤 어깨뼈를 중앙으로 모
   으며 앞으로 쭉 편다.

③ 항문과 질을 수축하면서 허리를 젖히듯 엉덩이를
   들어 올린다.

④ 복근에 힘을 주며 시선은 천장을 향하고 배꼽 아랫
   배에 의식을 집중한다.

⑤ 자세를 유지하며 복식호흡을 6회(1분간) 실시한다.

허리, 배꼽 아랫배,
목에 의식을 집중할 것.

◆ Point

고삐 대신 양손을 앞으로내밀어 중심을 잡습니다.

달리는 말이란?

달리는 말 위에서 시위를 당겨 과녁을 맞추는
전통 무예인 유적마(流鏑馬)에 비유한 체위
입니다. 이름 그대로 말에 오르듯 파트너 위
에 걸터앉아 결합한 뒤 파트너의 목에 끈을
걸어서 당기는 유쾌한 여성 상위 체위입니다.

33수 **보물선**

엉덩관절을 유연하게 하고 아름다운
다리 라인을 만든다.

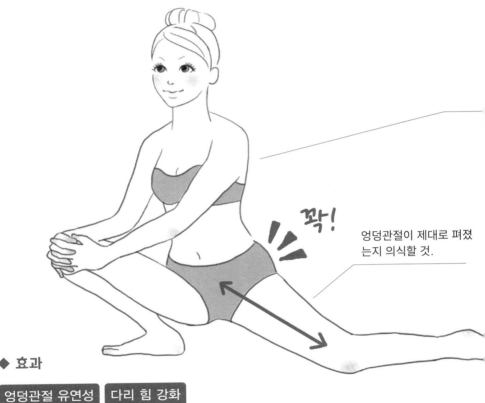

꽉!

엉덩관절이 제대로 펴졌
는지 의식할 것.

◆ 효과

엉덩관절 유연성   다리 힘 강화

붓기 개선   다리 라인 개선   힙업 효과

하반신의 혈류를 촉진하여 붓기나 땅김을 완전히 개선해 줍니다.
힙업 효과도 기대할 수 있습니다.

① 쭈그려 앉은 자세에서 다리를 한쪽으로 모으고 앞쪽 다리의 무릎을 든다.

② 다른 쪽 다리는 뒤쪽으로 뻗는다. 이때 엉덩관절을 쭉 펴고 항문과 질을 수축한다.

③ 가슴을 들고 중심을 엉덩이 바로 아래에 둔다. 시선은 다리 사이의 먼 곳을 바라보도록 한다.

④ 자세를 유지하며 복식호흡을 6회(1분간) 실시한다.

⑤ 반대쪽 다리도 반복한다.

중심은 엉덩이로!
굽힌 무릎 쪽으로
가지 않도록 주의.

◆ Point

한쪽 다리씩 엉덩관절 스트레칭을 실시해 엉덩이 근육을 단련합니다.

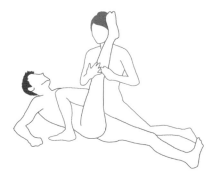

보물선이란?

한쪽 다리를 세우고 누운 파트너를 돛을 올린 보물선에 비유한 것으로 들어 올린 다리를 껴안고 등을 보인 상태로 결합하는 여성 상위 체위입니다.

34수 각로(脚爐) 앞에서

온몸의 근육을 사용한다.

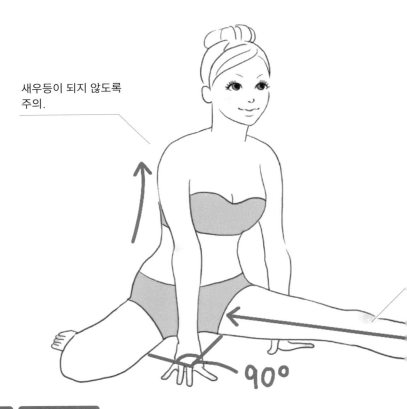

새우등이 되지 않도록
주의.

90°

◆ 효과

다리 힘 강화   팔 근력 강화

중심 컨트롤   집중력

다리 전체의 근력을 강화하고 엉덩관절을 부드럽게 하는 효과가 있습니
다. 몸을 지탱하는 팔의 근력 강화에도 효과적입니다.

◆ 방법

① 다리를 쭉 펴고 앉은 뒤 한쪽 다리만 바닥에 꿇고 사타구니를 90도로 벌린다.

② 앞으로 뻗은 다리의 무릎이 구부러지지 않은 상태에서 다리 뒷면 전체가 스트레칭되는 느낌을 확인하면 양손을 좌우로 짚고 몸을 띄운다.

③ 양팔과 구부러진 무릎, 3부위로 중심을 지탱하며 등을 쭉 편다.

④ 시선은 다리 사이 먼 곳을 바라보고 자세를 유지하며 복식호흡을 6회(1분간) 실시한다.

⑤ 반대쪽 다리도 반복한다.

◆ Point

뻗은 쪽 다리의 무릎이
구부러지지 않도록 주의한다.

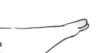

좁은 장소에서 실시하는 만큼 엉덩관절과 다리 전체 근육의 유연성이 포인트입니다. 약간 힘든 자세로 구성하였으므로 하반신 강화에 효과적입니다.

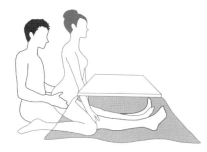

각로 앞에서란?

각로에서 실시하며 파트너와 같은 방향을 보고 다리를 펴고 앉은 파트너 위에 걸터앉아 결합하는 배면 좌위입니다.

35수 **현수교**

팔뚝 라인을 아름답게 만든다.

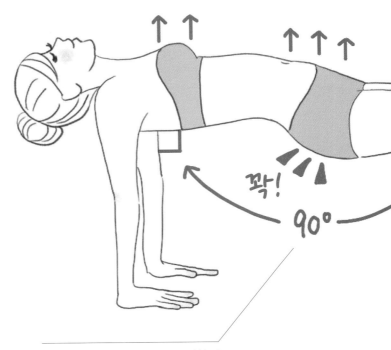

어깨 및 다리 각도는 90도를 유지할 것.

◆ **효과**

팔뚝 라인 개선   호흡 케어   몸통 강화   힙업 효과

가슴 근육을 펼치는 자세로 어깨 결림 및 호흡 곤란을 완화하고
팔 근력과 몸통을 강화하는 효과가 있습니다.

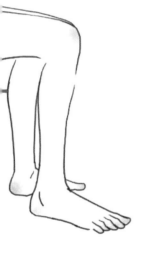

◆ 방법

① 다리를 어깨너비로 벌리고 바닥에 앉는다.

② 양손을 엉덩이 뒤로 짚고 손가락 끝은 몸쪽으로 향한다.

③ 항문과 질을 조이면서 엉덩이를 들어 올리고 발은 무릎 바로 아래, 손은 어깨 바로 아래에 둔다.

④ 몸이 바닥과 평행을 이루도록 곧게 펴고 시선을 천장을 향한다.

⑤ 자세를 유지하며 복식호흡을 6회(1분간) 실시한다.

◆ Point

공중에 뜬 자신의 몸을 양팔로 지탱해 유지하는 자세로 팔 근력과 몸통이 포인트입니다. YOGA의 '테이블 자세'에 해당합니다.

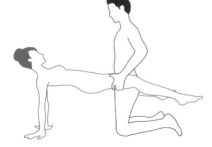

현수교란?

여성의 자세를 다리의 일종인 현수교에 비유한 정상위 체위입니다. 마주 본 파트너가 여성의 허벅지를 잡고 여성은 양팔로 자신의 체중을 지탱하며 결합하는 아크로바틱한 체위입니다.

36수 흐트러진 모란

가슴 근육을 펼치면서 느슨하게 몸통을 단련한다.

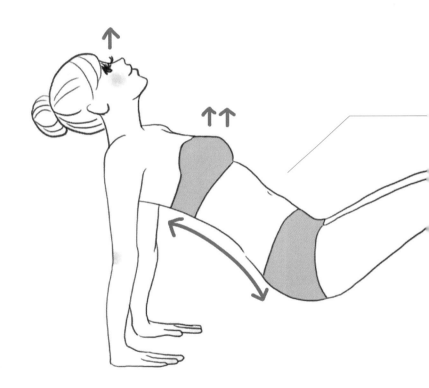

◆ 효과

| 결림 해소 | 몸통 강화 | 팔뚝 살 정리 |

35수 '현수교'와 같이 흉근을 펼치는 자세로 어깨 결림 및
호흡 곤란을 완화하고 팔 근력과 몸통을 강화하는 효과가 있습니다.

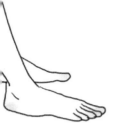

◆ 방법

① 다리를 어깨너비로 벌리고 바닥에 앉는다.

② 양손을 엉덩이 뒤로 짚고 손가락 끝은 몸쪽으로 향한다.

③ 양손과 발로 엉덩이를 들어 올리고 발은 무릎 바로 아래, 손은 어깨 바로 아래에 둔다.

가슴이 꺼지지
않도록 힘껏 올린다.

④ 엉덩이를 바닥에서 10cm 정도 들어 올린 상태로 유지하며 시선을 천장을 향한다.

⑤ 자세를 유지하며 복식호흡을 6회(1분간) 실시한다.

◆ Point

파트너가 움직이기 쉽도록 다리를 한껏 벌리고 양손으로 자신의 체중을 지탱합니다. 35수 '현수교'에서 허리를 내린 자세에 해당하므로 연결해서 실시하기를 권장합니다.

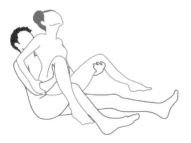

흐트러진 모란이란?

에도시대에는 여성기를 '모란'이라고 불렀다고 합니다. 대담하게 다리를 벌린 여성을 비유한 말로 뒤쪽에서 허벅지를 받치며 결합하는 배면 좌위입니다.

37수 **꽃가마**

하반신 전체를 활성화한다.

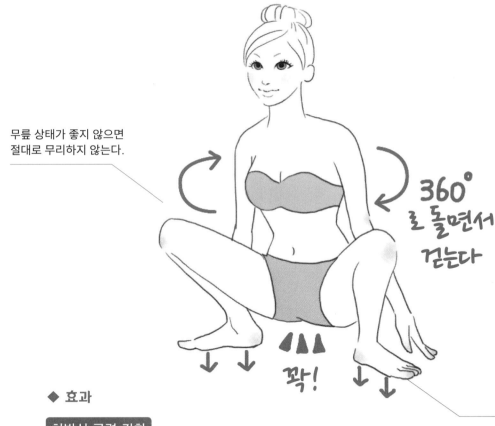

무릎 상태가 좋지 않으면
절대로 무리하지 않는다.

360°
로 돌면서
걷는다

꽉!

◆ 효과

하반신 근력 강화

하반신 전체 강화 및 혈액순환 개선, 힙업 효과,
체력 활성화에 효과적입니다.

◆ **방법**

① 다리를 벌리고 쭈그려 앉는다.

② 항문과 질을 수축한 다음, 질을 중심으로 천천히 한 바퀴 돈다.

③ 한 바퀴 돌았다면 반대쪽으로도 천천히 반복한다.

◆ Point

발바닥은 발꿈치까지 바닥에 붙이며, 무릎의 굴신 운동과 다리 근력, 엉덩이 근육을 모두 사용해 걷습니다

발뒤꿈치를
들지 않는다.

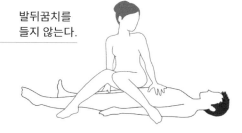

꽃가마란?

여성 상위의 일종이지만 여성에게 있어서는 가장 힘든 체위일지도 모르겠습니다. 결합한 곳을 중심으로 360도를 걷듯이 회전해야만 하기 때문입니다. 재미로 만든 체위의 최고봉이라고 할 수 있으며 이쯤 되면 근육 트레이닝이라고 해도 과언이 아닙니다.

38수 돛단배

복근을 단련하고 볼록 배를 해소한다.

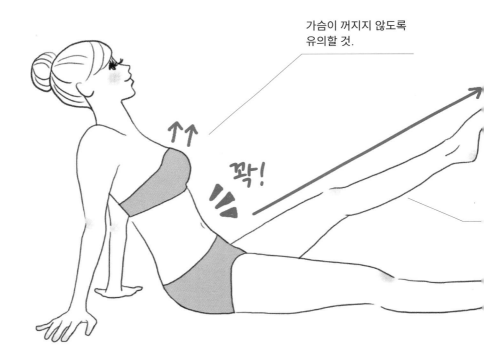

가슴이 꺼지지 않도록
유의할 것.

꽉!

◆ 효과

몸통 강화   복근 강화   뱃살 정리   다리 라인 개선

몸통 강화와 전신 라인 개선 효과가 있습니다.
변비 해소와 볼록 나온 볼록 배 해소에도 도움이 됩니다.

◆ 방법

① 다리를 쭉 펴고 앉아 양손은 엉덩이 뒤로 짚는다.

② 가슴을 최대한 올리면서 무릎이 구부러지지 않도록 한쪽 다리를 올린다.

③ 항문과 질을 수축하면서 배꼽 아랫배에 의식을 집중시키고 자세를 유지하며 복식호흡을 6회(1분간) 실시한다.

④ 반대쪽 다리도 반복한다.

◆ Point

안쪽 근육을 사용해 다리를 높게 들어 올립니다.

들어 올린 쪽 다리의 무릎이 구부러지지 않도록 할 것.

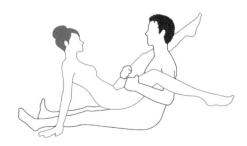

돛단배란?

한쪽 다리를 파트너의 어깨 위에 올린 모습을 돛에 비유한 것으로 마주 보며 결합하는 체위입니다.

39수 사자놀이

몸통을 탄탄하게 단련하고 온몸을 팽팽하게
조인다.

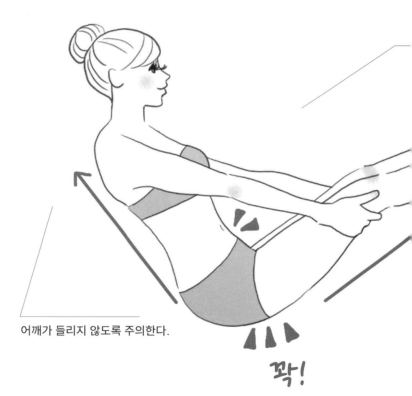

어깨가 들리지 않도록 주의한다.

꽉!

◆ 효과

몸통 강화   전신 라인 개선   집중력   중심 컨트롤

안쪽 근육을 사용하는 자세로 몸통 강화 및 전신 라인
개선 효과가 있습니다. 내장하수증으로 인한 뱃살을 해
소 및 예방하며 변비 개선에도 효과적입니다.

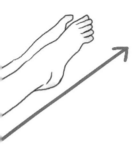

팔꿈치와 무릎을 뻗고 균형
유지에 집중한다.

◆ 방법

① 다리를 모은 뒤 무릎을 굽히고 앉는다.

② 항문과 질을 수축하면서 몸을 뒤로 쓰러뜨린
다. 이와 동시에 복근에 힘을 주며 양다리를
서서히 올린다.

③ 무릎이 구부러지지 않도록 양다리를 쭉 펴고
손은 무릎을 향해 뻗는다.

④ 자세를 유지하며 복식호흡을 6회(1분간) 실시
한다.

◆ Point

신체 유연성과 몸통, 질 및 항문의 괄약근이 포인
트입니다. YOGA의 '돛단배 자세'에 해당합니다.

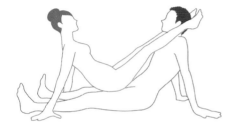

사자놀이란?

높게 들어 올린 여성의 양다리를 사자놀
이 탈의 뿔에 비유한 것으로 파트너와
마주 앉아 양다리를 높게 올려 결합하는
체위입니다.

Part 3

몸통 강화술

40수 → 48수

이 장에는 다소 난이도가 높은 자세들을 모아 두었습니다.

서서 실시하는 자세, 집중력을 요하는 자세, 거꾸로 뒤집는 자세 등 전신 운동 위주로 구성되어 있어 몸통을 강화하고 균형 감각을 기르고 싶으신 분께 추천합니다.

또한, 일상생활에서 좀처럼 의식적으로 사용하기 힘든 팔과 가슴 근육을 활용한 자세들도 수록되어 있어 팔뚝과 가슴 라인 가꾸기에도 좋습니다. 전신을 한꺼번에 케어할 수 있기 때문에 시간이 없더라도 단시간에 집중적으로 실시하면 혈액순환 개선과 신체 리프레시 효과를 동시에 얻을 수 있습니다.

'아침에 일어나면 항상 찌뿌둥하다', '자도 자도 피곤하다', '아침부터 우울하다'고 느끼시는 분께서는 일어나자마자 '뒤로 들어 메치기 자세를 실시하는 것만으로도 충분합니다. 만성적인 어깨 결림이나 붓기 쉬운 체질을 가진 분께서는 아침 스트레칭만 제대로 하면 전신의 피로가 풀려 상쾌한 기분을 맛볼 수 있습니다. 또한, 천식이나 COPD(만성폐색성 폐질환) 등의 폐기능 저하증을 가진 분은 흉근 스트레칭을 통해 호흡이 편해질 수 있고, 일일 에너지 소비 향상도 기대할 수 있습니다. 매일 아침 '신성한 의식'을 행하는 자세로써 추천드립니다.

그 외에도 다리나 목을 다치지 않도록 주의하며 도전해 보세요.

40수 세발솥

균형 감각과 집중력을 높인다.

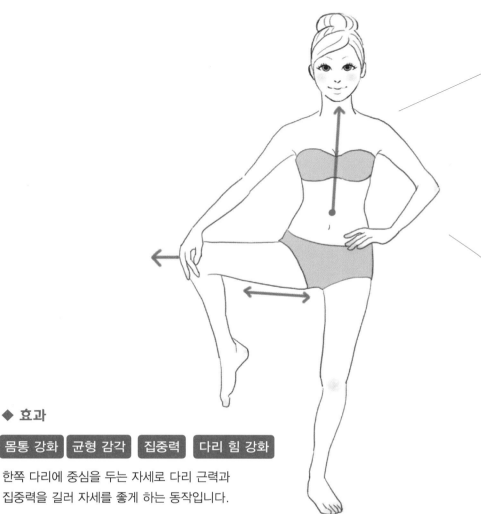

◆ **효과**

몸통 강화   균형 감각   집중력   다리 힘 강화

한쪽 다리에 중심을 두는 자세로 다리 근력과
집중력을 길러 자세를 좋게 하는 동작입니다.

◆ 방법

① 발끝이 정면을 향하도록 다리를 모으고 발바닥으로 바닥을 잡아 쥐듯 선다.

② 한손은 허리에 대며, 다른 한손으로는 무릎을 잡고 다리를 올린다.

③ 손으로 무릎을 바깥쪽으로 벌리고 엉덩관절을 펼친다.

④ 바른 자세를 유지하며 복식호흡을 6회(1분간) 실시한다.

⑤ 반대쪽 다리도 똑같이 반복한다.

몸이 흔들리지 않도록 집중한다.

◆ Point

YOGA의 '나무 자세'와 유사한 자세입니다. 파트너에게 오롯이 중심을 맡기지 않고 스스로 지탱하도록 합니다.

무릎이 앞으로 나오지 않게 한다.

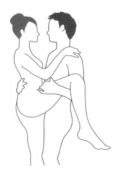

세발솥이란?

'세발솥'이란 3개의 다리와 좌우에 붙은 손잡이 한 쌍이 특징인 중국 고대 청동기로 두 사람의 모습을 비유적으로 나타냅니다. 파트너와 마주 보고 선 여성이 한 다리를 파트너의 허리까지 들어 올리고 다른 다리로 몸을 지탱하며 결합하기 때문에 중심 컨트롤과 균형 감각이 중요한 체위입니다.

41수 뒤로 들어 메치기

몸의 균형을 유지하고 혈액순환을 개선한다.

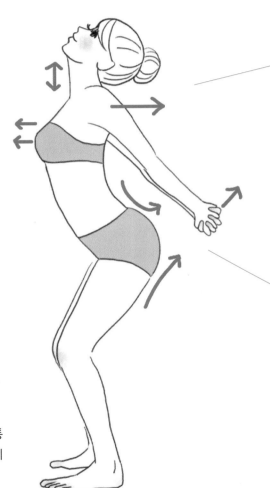

◆ 효과

전신 라인 개선 보디 밸런스

섹시 혈류 촉진 몸통 강화

등을 다부지게 가꾸는 효과가 있으며 몸통
을 사용하기 때문에 보디 밸런스와 라인이
아름답게 정돈됩니다.

단순히 팔을 올리는 것 만으로는 효과가 없으므로 어깨뼈를 중앙으로 힘껏 모은다.

◆ 방법

① 발끝이 정면을 향하도록 발을 모으고 다리를 가볍게 벌려 선다.

② 양손을 몸 뒤에서 맞잡아 어깨뼈를 중앙으로 모으고 가능한 범위까지 팔을 올린다.

③ 의자에 앉는 것처럼 무릎을 굽히고 엉덩이를 들어 허리를 젖힌다.

④ 뒤통수와 손이 가까워진다는 느낌으로 머리를 들어 올리고 시선은 천장을 향한다.

⑤ 자세를 유지하며 복식호흡을 6회(1분간) 실시한다.

◆ Point

어깨뼈를 중앙으로 끌어모아 등 라인을 섹시하게 가꾸는 효과가 있으므로 등에 의식을 집중하며 실시합니다.

엉덩이를 확실히 젖힌다.

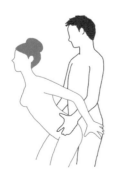

뒤로 들어 메치기란?

스모의 한판 기술인 '들어 메치기'와 배를 저을 때 쓰는 '노(櫓)'를 남성기에 빗댄 말이라고 생각됩니다. 이자나미와 이자나기의 일본 국토 창세신화에 등장하는 자세로서 선 상태에서 뒤로 결합하는 체위입니다.

42수 소용돌이 해협

균형 감각을 높이고 아름다운 다리 라인을
만든다.

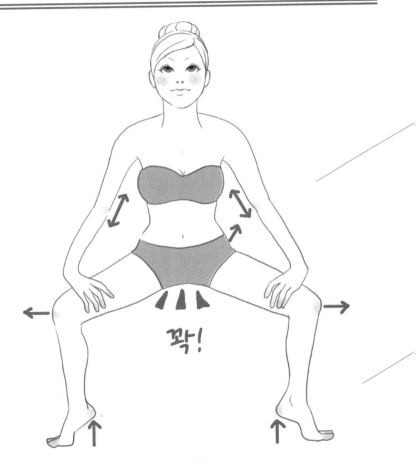

꽉!

◆ 효과

몸통 강화   균형 감각   집중력   다리 힘 강화

양팔의 스트레칭 효과, 힙업 효과, 다리 전체 근력 강화를
통한 다리 라인 개선, 균형 감각 강화에 효과적입니다.

◆ 방법

① 어깨너비보다 조금 넓게 다리를 벌리고 선다.

② 항문과 질을 수축하면서 발꿈치를 들고 까치발로 선다.

③ 양손은 손끝이 허벅지 안쪽을 향하도록 무릎 위에 올리고 양 무릎은 바깥쪽을 향해 가볍게 구부린다.

④ 허리를 젖혀 엉덩이를 들고 어깨뼈를 중앙으로 모으며 가슴을 든다.

⑤ 자세를 유지하며 복식호흡을 6회(1분간) 실시한다.

◆ Point

파트너가 움직이기 쉽도록 다리를 한껏 벌리고 발끝으로 체중을 지탱한다.

팔꿈치는 굽히지 않는다.

까치발로 서서 휘청대지 않도록 집중한다.

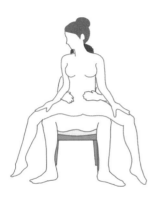

소용돌이 해협이란?

남성이 '해협의 소용돌이'와 같이 허리를 크게 회전하는 것에서 유래한 명칭으로 의자 등에 앉아서 하는 배면 좌위입니다.

43수 바둑두기

보디라인을 아름답게 만든다.

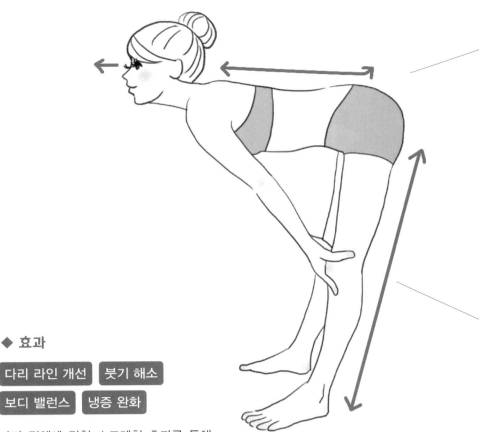

◆ 효과

| 다리 라인 개선 | 붓기 해소 |

| 보디 밸런스 | 냉증 완화 |

다리 전체에 걸친 스트레칭 효과를 통해
하반신 냉증과 붓기를 예방해 줍니다.

등이 굽으면 섹시함이 반
감되므로 되도록 쭉 편다.

◆ **방법**

① 어깨너비보다 약간 넓게 다리를 벌리고 선다.

② 손끝이 허벅지 안쪽을 향하도록 손을 무릎 위에
올리고 정면을 본다.

③ 무릎을 쭉 편 뒤 허리를 빼 엉덩이를 들어 올리고
등은 수평으로 뻗는다.

④ 자세를 유지하며 복식호흡을 6회(1분간) 실시한다.

◆ Point

보디라인 개선을 위해 지지대를 사용하지 않고 무릎
에 손을 올려 실시합니다. 등에서 엉덩이에 이르는
여성의 섹시한 라인이 강조되는 자세이므로 등 근육
을 잘 사용하여 가꾸도록 합니다.

무릎이 구부러지지
않게 주의한다.

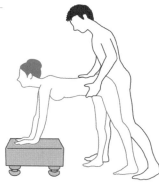

바둑두기란?

선 자세로 바둑을 두는 모습을 비유한
후배위입니다.

44수 불단(佛壇) 뒤집기

전신 혈류를 촉진하고 피로를 회복한다.

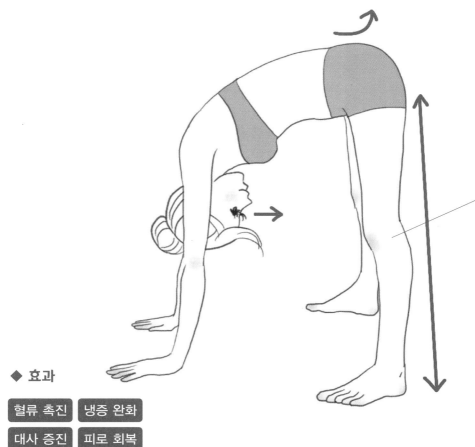

◆ 효과

혈류 촉진   냉증 완화

대사 증진   피로 회복

전신에 걸친 혈류 촉진 효과가 있어 전신 냉증과
만성 피로를 해소하는 데 효과적입니다.

◆ 방법

① 어깨너비보다 약간 넓게 다리를 벌리고 선다.

② 바닥에 손을 짚고 뒤통수와 바닥이 평행이 될 때
까지 머리를 숙이고 시선은 다리 사이로 향한다.

③ 무릎을 쭉 펴고 허리를 빼 엉덩이를 들어 올린다.

④ 자세를 유지하며 복식호흡을 6회(1분간) 실시한다.

무릎이 구부러지
지 않게 주의한다.

◆ Point

무릎을 펴서 다리 전체를 스트레칭하고 머리를 바닥
으로 향하게 함으로써 전신의 혈류가 촉진됩니다.

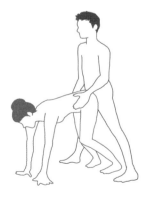

불단 뒤집기란?

스모의 한판 기술이기도 하지만, 원조는 연극 「도
카이도 요쓰야 괴담(東海道四谷怪談)」의 한 장면
으로서 불단을 거나하게 뒤집는 연출 신에서 비롯
한 것입니다. 바닥에 손을 짚고 뒤에서 결합하는
자세로 힙이 강조됩니다.

45수 **안아 올리기**

가슴 근육과 몸통을 단련하여 버스트업 효과를
높인다.

엉덩이가 꺼지면 무의미!
엉덩이를 최대한 올린다.

배가 당겨지는
느낌에 의식을
집중한다.

◆ 효과

가슴 근육 강화   버스트 케어   팔라인 개선

몸통 강화   힙업 효과

양팔의 근력과 흉근을 강화하며 버스트업과
몸통 강화에 효과적입니다.

◆ 방법

① 양팔을 어깨너비로 벌려 바닥을 짚는다.

② 한 다리씩 의자에 무릎을 올린다. 무릎은 가볍게 구부려 바깥을 향한다.

③ 허리를 빼서 엉덩이를 들어 올리고 배꼽 아랫배를 위아래로 당기듯이 등 전체를 젖힌다.

④ 시선은 정면을 향하도록 턱을 들고 자세를 유지하며 복식호흡을 6회(1분간) 실시한다.

◆ Point

엉덩관절을 최대한 벌리고 양팔로 자신의 체중을 지탱합니다. 밸런스볼을 사용하면 몸통이 더욱 강화됩니다.

안아 올리기란?

뒤에서 양 허벅지를 들어 올려 결합하는 후배위입니다. 파트너의 완력에만 의존하면 위험하므로 자신의 몸은 스스로 지탱합니다.

46수 **손수레 누르기**

버스트업과 아름다운 히프 라인을 만든다.

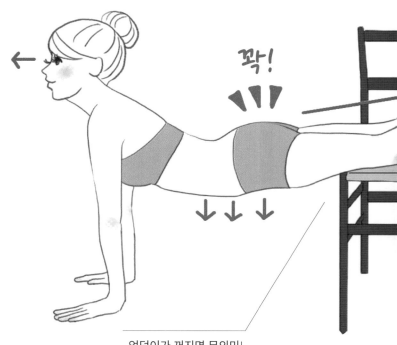

꽉!

엉덩이가 꺼지면 무의미!
엉덩이를 최대한 올린다.

◆ **효과**

가슴 근육 강화   버스트 케어   몸통 강화

팔 라인 개선   힙업 효과

양팔 근력 및 가슴 근육 강화, 버스트업, 몸통 강화에 효과적입니다.
다리를 최대한 들면 힙업 효과가 높아집니다.

◆ 방법

① 양팔을 어깨너비로 벌려 바닥을 짚는다.

② 한 다리씩 의자에 무릎을 올린다. 이때 무릎 위 10cm 정도 위치에 의자 모서리가 오도록 한다.

③ 항문과 질을 수축하면서 배꼽 아랫배와 엉덩이를 바닥쪽으로 낮춘다.

④ 무릎을 펴고 양다리를 올려 등 전체를 젖힌다.

⑤ 시선은 정면을 향하도록 턱을 들고 자세를 유지하며 복식호흡을 6회(1분간) 실시한다.

◆ Point

파트너에게 모든 체중을 싣지 않고 양팔로 몸을 지탱하며 무릎을 펴 양다리를 올리면 몸통이 단련되어 결합도 쉬워집니다. 밸런스볼을 사용하면 몸통을 더욱 강화할 수 있습니다.

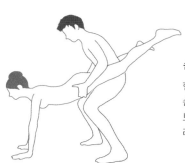

손수레란?

현재로 따지면 리어카에 해당할까요. 여성을 손수레에 비유한 것으로 45수 '안아 올리기' 보다 한층 더 양다리를 뒤에서 높게 들어 올려 결합하는 후배위입니다.

47수 절벽에서 반격하기

팔뚝과 엉덩이를 탄탄하게 만든다.

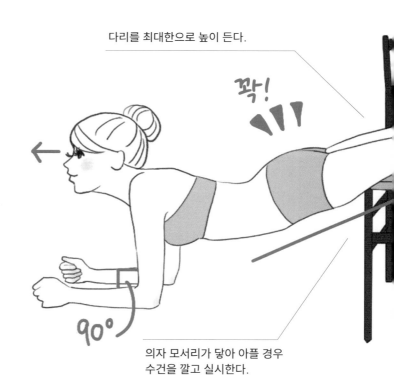

다리를 최대한으로 높이 든다.

꽉!

90°

의자 모서리가 닿아 아플 경우
수건을 깔고 실시한다.

◆ 효과

가슴 근육 강화   버스트 케어   몸통 강화

팔 라인 개선   힙업 효과

팔뚝을 강화하는 효과 외에도 가슴 근육 강화, 버스트업,
몸통 강화, 힙업 효과가 있습니다.

◆ 방법

① 양팔을 어깨너비로 벌려 바닥을 짚는다.

② 한 다리씩 의자에 무릎을 올린다. 이때 무릎 위 10cm 정도 위치에 의자 모서리가 오도록 한다.

③ 항문과 질을 수축하면서 배꼽 아랫배와 엉덩이를 바닥쪽으로 낮춘다.

④ 무릎을 펴고 양다리를 올려 등 전체를 젖힌다.

⑤ 팔꿈치를 90도로 굽혀 어깨 바로 아래에 팔꿈치가 위치하도록 한다.

⑥ 시선은 정면을 향하도록 턱을 들고 자세를 유지하며 복식호흡을 6회(1분간) 실시한다.

◆ Point

'손수레' 자세에서 그대로 팔꿈치를 굽혀 양팔로 체중을 지탱합니다. 밸런스볼을 사용하면 몸통이 더욱 강화됩니다.

절벽에서 반격하기란?

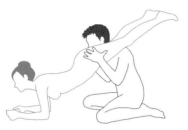

15수 '험준한 산길'과 이어지는 스토리로 21세기 절벽에 선 미나모토노 요시쓰네(源義経)가 군사를 이끌고 험준한 비탈을 단숨에 뛰어 내려가 배후에서 헤이시(平氏) 군을 기습했고, 허를 찔린 헤이시 군은 끝내 전투에서 패했다는 실화에서 비롯된 명칭으로 알려져 있습니다. 뒤에서 아크로바틱하게 양다리를 들어 올려 애무하는 체위입니다.

48수 **솔잎 세우기**

전체 호르몬 밸런스를 조절한다.

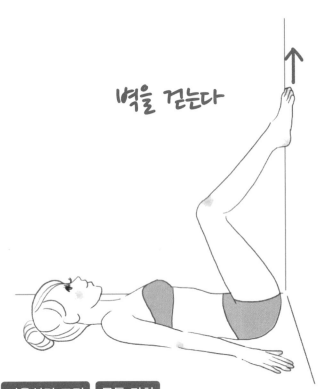

벽을 걷는다

◆ 효과

호르몬 밸런스 자율신경 조정 몸통 강화

혈류 촉진 결림 해소

목 뒤를 스트레칭하여 어깨와 목이 결리는 증상을 개선하고 자율신경
을 안정시킵니다. 목에 있는 갑상샘을 자극해 주어 호르몬 밸런스를
바로 잡고 거꾸로 뒤집힌 자세는 전신의 혈류를 촉진하여 붓기를 개선
합니다. 몸 전체의 생리 기능을 조정하는 최강의 자세입니다.

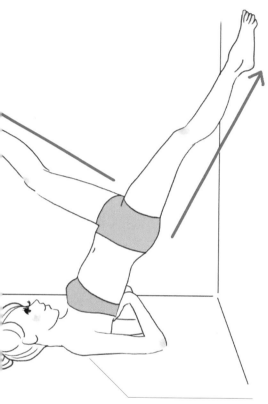

척추에 문제가 있는 사람은
절대로 무리하지 않도록 한다.

◆ **방법**

① 위를 보고 누워 엉덩이를 벽에 붙이
고 무릎을 구부려 발바닥을 벽에 붙
인다.

② 항문과 질을 수축하면서 벽을 걷는
것처럼 다리를 서서히 올린다.

③ 팔꿈치를 굽혀 손으로 등을 지탱하면
서 한쪽 다리를 벽에서 떼 다리를 벌
린다.

④ 자세를 유지하며 복식호흡을 6회(1분
간) 실시한다.

⑤ 벌렸던 다리를 벽에 다시 붙인 뒤 이
어서 반대쪽 다리도 벌린다.

⑤ 팔꿈치를 90도로 굽혀 어깨 바로 아
래에 팔꿈치가 위치하도록 한다.

⑥ 시선은 정면을 향하도록 턱을 들고
자세를 유지하며 복식호흡을 6회(1분
간) 실시한다.

◆ Point

파트너에게 모든 체중을 싣게 되면 목
과 허리에 부담이 되므로 스스로 중심
컨트롤이 가능하게 합니다. YOGA의
'어깨로 서기 자세'와 유사합니다.

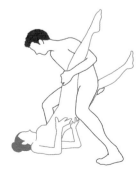

솔잎 세우기란?

솔잎을 곧게 세운 모습에 비유한 것으로 파트너가 선 상태
에서 여성의 전신을 거꾸로 들어 올려 잡은 다리 사이로 교
차시키듯 결합하는 아크로바틱한 체위입니다.

체험자 후기

레슨에 참가하거나 자택에서 48수 요가를 시도해 보신 여러 분들로부터 속속 도착한 체험담입니다!

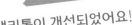

생리통이 개선되었어요!

예전부터 생리불순과 생리통이 심했는데 레슨에 참가하고부터는 생리가 제때 나오고 진통제를 먹지 않아도 돼서 좋아요.

R님 28세 여성

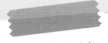

임신에 성공했어요!

불임 치료를 시작했을 무렵 인터넷에서 알게 되어 개인 레슨을 신청했어요. 체험해 보니 무의식적으로 전신에 힘이 들어가 있던 자신을 깨닫게 되었어요. 지금은 어깨 결림도 없어지고 임신에도 성공했어요!

M님 35세 여성

생리 전 감정 기복이 없어졌어요!

예전부터 생리 전 감정 기복이 심해 갱년기 히스테리가 걱정되어 시작했는데, 감정 기복이 없어진 건 물론 쉽게 잠들 수 있게 되어 평화로운 생활에 감사하고 있어요.

K님 50세 여성

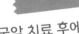

자궁암 치료 후에

자궁암 치료 후에 시작했어요. 이런 동작쯤 식은 죽 먹기라 생각하다가도 어느새 땀이 삐질삐질 배어 나오는 걸 보면 평소에 움직이지 않는 부위를 자극하고 있구나~라는 느낌이 듭니다. 암 치료 후에 생긴 붓기도 많이 좋아졌어요.

N님 43세 여성

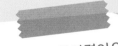

신진대사가 좋아졌어요!

몸이 찬 탓에 땀을 흘리지 못해 사우나 같은 곳은 꿈도 못 꿨는데, 시작하고 반년 정도 지나자 땀이 나게 되어 사우나도 괜찮아 졌어요. 정신을 차리고 보니 3kg 정도 몸무게가 빠지기도 했어요.

Y님 38세 여성

제 3 장

하루에 약 10분으로 OK!
'효과별' 48수 요가 프로그램

.

"아름다운 젊음은 우연한 자연 현상이지만,
아름다운 노년은 예술 작품이다."

−엘리너 루스벨트−

01 질 수축

1 사타구니 조이기(5수)
허벅지 근육과 괄약근을 조이며 자극한다.

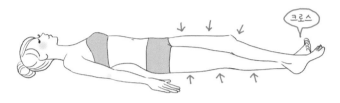

복식호흡 6회(약 1분)

2 지렛대 걸기(7수)
허리를 최대한 들어 항문과 질 수축을 강화한다.

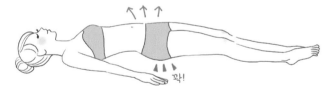

복식호흡 6회(약 1분)

제 레슨의 경우 시작 20분가량이 지나면 수강생 여러분이 하나둘 시계를 보기 시작합니다. 이때 의욕을 불어 넣기 위해 말씀드리는 단골 멘트가 바로 '이 자세를 하면 조임이 좋아집니다!'랍니다.

특히 해산한 지 얼마 안 된 여성, 30대 후반 이상인 분의 대다수가 요실금 또는 많은 양의 냉으로 곤혹스러워하십니다. 물론 성생활에서의 '밀착도' 또한 고민 중 하나입니다. '조임'을 좋게 하는 골반저근과 괄약근이 약해지면 생활하는데 많은 고민거리가 따르게 마련입니다.

3 백폐(31수)

치골의 전후 운동과 골반저근을 단련해 질 수축을 강화
하고 내장 하수를 예방한다.

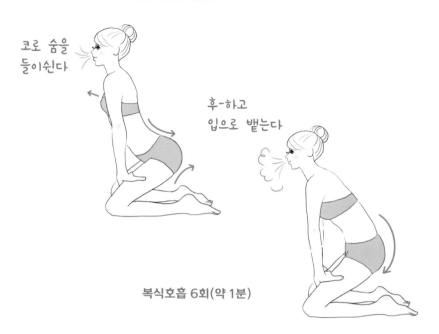

코로 숨을
들이쉰다

후-하고
입으로 뱉는다

복식호흡 6회(약 1분)

3

세트 실시

주에 1~2회 페이스로 실시하면 한 달 정도 만에 허리를 움직일
수 있는 범위가 늘어나고 항문 및 질 수축도 개선됩니다.

일상생활에서는 골반저근이나 괄약근을 의식적으로 사용할 수 있는 활동이 거의 없
기 때문에 이러한 고민들에는 역시 에도 유녀의 노하우를 본받아 실천해 주셨으면 하는
바람입니다.

앞서 말씀드렸듯 유녀의 기본은 '질을 수축시키는 것'입니다. 이 48수 요가의 자세 대
부분이 '엉덩이를 조여 질을 수축시키는 것'에서 시작하지만, 그중에서도 특히 효과적
인 조합을 실었습니다.

①~③을 순서대로 3세트 반복하면 온몸의 체온이 상승하고 골반저근과 괄약근을 단
련할 수 있습니다.

02 힙업 효과

1 공중제비(13수)

한쪽 엉덩이씩 확실한 힙업 효과

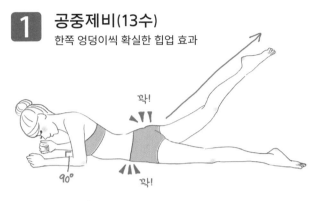

복식호흡 6회(약 1분)

2 마름모꼴 꽃무늬(18수)

엉덩이 전체에 힘을 주어 라인을 가꾼다

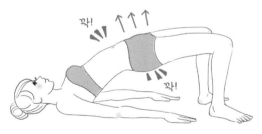

복식호흡 6회(약 1분)

인간이 본능적으로 섹스 어필을 느끼는 부위는 아마 '엉덩이'가 아닐까 싶습니다. 여러 나라 사람과 대화를 나누다 보면 여성으로서 매력을 느끼는 부위를 '엉덩이'라고 답하시는 분이 많습니다. 특히 남미에서는 '엉덩이 미인 대회'가 개최되는 등 예쁜 엉덩이를 위해 수술을 감행하는 사람도 적지 않습니다.

레슨이 끝날 무렵에는 수강생 여러분의 히프 라인이 예쁘게 올라붙어 위치가 높아져 있는 것을 알 수 있습니다. 수강생 스스로도 레슨 후 '우와!' 하는 감탄사를 내뱉으며 거

3 현수교(35수)

항문을 최대한 조여 엉덩이 전체 라인을 개선한다.

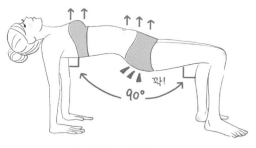

복식호흡 6회(약 1분)

세트 실시

즉효성이 있어 바지를 입는 날에 추천합니다.
회를 거듭할수록 지속적인 힙업 효과를 누릴 수 있습니다.

울 앞에서 좌우로 몸을 돌아보며 몇 번이고 엉덩이를 체크해 보시곤 합니다. 효과가 빨리 나타나는 건 기쁜 일이 아닐 수 없죠.

아시아 사람들은 엉덩이가 납작해서 트레이닝을 하지 않으면 점점 네모난 식빵 모양으로 처지기 십상이기 때문에 '질 수축'과 같이 항문 괄약근 및 엉덩이 근육인 전근을 단련하여 바지가 잘 어울리는 '멋진 힙업 엉덩이'를 만들어 봅시다. 항문 가까이에 위치한 미골(꼬리뼈)은 '첫 번째 차크라(chakra)'라고 불리는 '생명력의 원천'이므로 엉덩이도 조이고 생명력도 업하는 일거양득 효과를 볼 수 있습니다.

03 버스트업 효과

1 뒤로 들어 메치기(41수)

흉근을 넓혀 말린 어깨를 해소

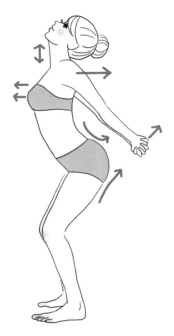

복식호흡 6회(약 1분)

얇은 옷을 입는 계절이 찾아오면 '버스트 케어'에 대한 상담이 특히 늘어납니다. 가슴이 큰 분은 '처지지 않게', 작은 분은 '조금이라도 크게'라는 희망 사항을 말씀해 주시지요. 작은 가슴이 고민이신 분은 너무 마른 건 아닌지 체크해 볼 필요가 있습니다. BMI나 체지방이 극도로 낮은 것은 아닌지 건강진단 결과를 확인해 보세요. 가슴은 지방과 유선으로 구성되어 있어 적당한 양의 지방이 필요합니다. 체지방이 20% 이하일 경우 가슴이 되어 줄 지방은커녕 생리불순에 빠지기 쉽고 호르몬 밸런스가 무너지는 원인이 되므로 주의해 주세요.

2 손수레 누르기(46수)
양팔로 체중을 지탱해 흉근을 단련한다.

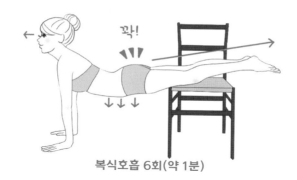

꽉!

복식호흡 6회(약 1분)

3 절벽에서 반격하기(47수)
흉근을 강화하고 팔뚝 살을 깔끔하게 정리

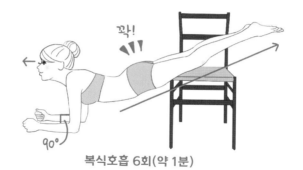

꽉!

90°

복식호흡 6회(약 1분)

3
세트 실시

주 2~3회 정도 실시하면 약 한 달 만에 가슴과
팔뚝 라인이 정리되는 효과를 실감하실 수 있습니다.

 조금이라도 가슴 크기를 키우고 싶으신 분은 레드 클로버 등 여성호르몬 작용이 있는 건강
보충제(*치료 중이거나 약을 복용하고 계신 분, 알레르기가 있으신 분은 전문의에게 상담하
기 바랍니다)를 먹어 보는 것도 좋습니다. 하지만 그 전에 가슴 주변 림프 케어와 흉근 단련
을 통해 조금이라도 처지지 않는 가슴, 탄력 있고 아름다운 모양의 가슴을 만들어 봅시다.
 일상생활의 경우 가슴 근육을 사용하는 동작이 적기 때문에 '처진 가슴 방지'를 위해서
도 의식적으로 실시하기 바랍니다.

04 변비 해소 및 다이어트 효과

1 창 밖의 달(4수)
배를 틀어 내장을 자극한다.

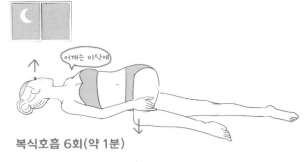

복식호흡 6회(약 1분)

2

깊은 산(20수)
디톡스 & 변비 해소의
혈이 모여 있는 종아리를
자극한다.

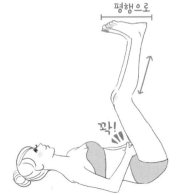

복식호흡 6회(약 1분)

　다이어트와 변비를 동시에 해소하는 힌트는 사실 '시간대'에 있습니다. 레슨에 참가한 수강생 20명을 대상으로 레슨을 한 시간대에 따른 몸의 변화를 사정 청취해 수집한 데이터에 따르면, 오전 1시부터 50분간 진행한 레슨보다 아침 8시부터 30분간 진행한 레슨이 다음 날 아침의 체지방 및 체중 감소량이 높았습니다.

　아유르베다에서는 '아침은 배출의 시간'이라고 하며, 이른 아침 공복 시에 요가를 하는 것이 바람직하다고 여겨지는데 이것을 반증이라도 하는 것 같은 결과입니다. 저 자

3 돛단배(38수)

복근과 몸통을 단련해 볼록 나온 배를 해소한다.

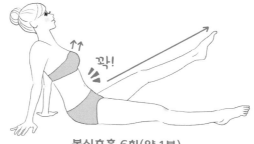

↑↑
꽉!

복식호흡 6회(약 1분)

4 넘어진 오뚝이(16수)

편안한 상태로 '가스를 배출'하여 몸도 마음도 상쾌해진다.

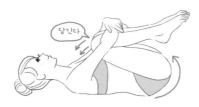

당긴다

복식호흡 6회(약 1분)

③
세트 실시

변비일 때는 특히 깊은 복식호흡을 하며 천천히 실시해 주세요.
아침 기상 직후에 실시하면 하루를 상쾌하게 시작할 수 있습니다.

신도 아침 수업을 시작하고 나서 정신을 차려 보니 반년 만에 몸무게가 10kg나 빠져 있었습니다.

대장암은 여성의 주요 사망 원인이므로 변비 해소는 필수입니다. 변비에 걸리면 만성적인 피로감과 권태감, 피부 트러블, 기분 장애 등 좋은 점이라곤 하나도 없습니다. 릴랙스 신경을 자극해 위장을 활성화시켜 변비를 완전히 해소하고 아름다운 허리 라인을 만들어 갑시다.

05 다음에 찾아올 사랑을 준비하자

~속옷이 어울리는 몸 만들기

1 골짜기 건너기(2수)

디톡스의 경로이기도 한 옆구리 림프 케어

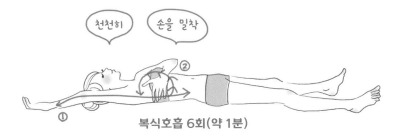

복식호흡 6회(약 1분)

2 다가 붙기(3수)

허벅지의 붓기와 냉증을 완화시키는 림프 케어

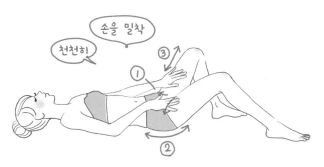

복식호흡 6회(약 1분)

제 경우 기나긴 호르몬 치료로 체중이 10kg로 늘어났을 때는 좋아하는 옷을 입어도 전혀 생각한 느낌대로 연출되지 않아 거울을 쳐다보는 것도 싫었습니다. 속옷을 걸친 모습은 말할 것도 없었죠. 그랬던 것이 48수 요가로 살을 빼고 나서 생각한 이미지대로 옷을 연출할 수 있게 된 건 물론 속옷을 등이나 허릿살에 묻히지 않고 예쁘게 입을 수 있게 된 것은 가장 반겼던 선물입니다.

통통하고 몸이 붓기 쉬운 수강생에게는 평상시 케어로 이 페이지의 구성을 어드바이스해 주었습니다. 이틀에 한 번 지속적으로 실시하니 3개월 후에는 등살이 눈에 띄게

3 뒤집기(22수)

등 스트레칭을 통해 '기'와 혈류를 촉진한다.

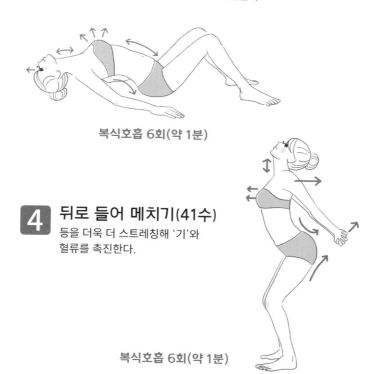

복식호흡 6회(약 1분)

4 뒤로 들어 메치기(41수)

등을 더욱 더 스트레칭해 '기'와
혈류를 촉진한다.

복식호흡 6회(약 1분)

3 세트 실시

붓기 쉬운 분은 주 2~3회 페이스로 실시합니다.
기상 후 공복 시나 목욕하고 나왔을 때가 추천 타이밍입니다.
등에 땀이 배어나올 때까지 실시하는 것이 이상적입니다.

빠졌습니다. 그 무렵부터 노출이 많은 연습복으로 갈아입더니 지금에 와서는 거의 속옷
차림으로 레슨을 듣고 있습니다(웃음). '내성적으로 보이는 여자분'이라는 첫인상은 사
라지고 웃음도 많이 늘어 '처음으로 스스로에게 자신이 생긴 것 같아요'라고 말씀해 주
신 게 기쁜 기억으로 남아 있습니다. 게다가 무려 인생 첫 '고백'을 하셨다고 하는데요!
자신감을 손에 얻은 여성은 강한 법! '그렇구나, 속옷이 어울리는 몸은 사랑을 불러들이
는구나'라는 사실을 수강생으로부터 깨달은 에피소드였습니다.

06 호르몬 밸런스가 좋아진다

1 백폐(31수)
허리가 움직일 수 있는 범위를 늘려 주어 자궁 주변 혈액순환을 좋게 한다.

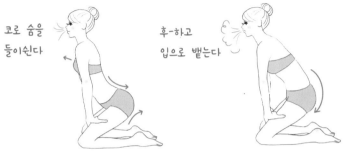

코로 숨을
들이쉰다

후-하고
입으로 뱉는다

복식호흡 10회(약 2분)

2 마름모꼴 꽃무늬(18수)
각종 호르몬 기능을 자극한다.

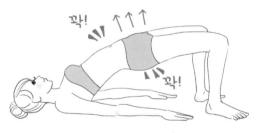

꽉!
꽉!

복식호흡 10회(약 2분)

우리 몸은 여성호르몬뿐 아니라 수면호르몬, 성장호르몬 등 현재 파악된 것만 100종류에 이르는 호르몬의 절묘한 밸런스에 의해 항상성이 유지됩니다. 하나라도 망가지면 살이 찌고 빠지거나 야위고 병에 걸리는 등 인체는 호르몬에 지배되고 있습니다.

여성호르몬은 20대 후반에서 30세에 정점을 이룬 후, 감소 일로에 들어선다고 합니다. 실제로 이 시기를 경계로 '살이 빠지지 않게 되었다', '신진대사가 안 좋아졌다', '감정 기복과 생리 빈혈이 심해졌다' 등 몸의 변화에 대해 많은 여성이 상담을 요청하고 있습니다.

3 솔잎 세우기(48수)
모든 호르몬 기능과 항상성 기능을 좋게 하는 최강의 포즈

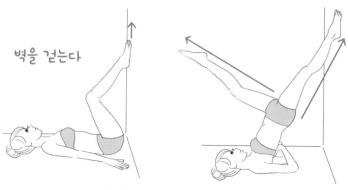

벽을 걷는다

복식호흡 10회(약 2분)

4 소용돌이(9수)
심신을 릴랙스시켜 자율신경을 안정시킨다.

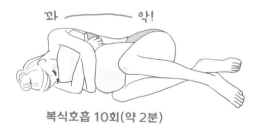

꽈 —————— 악!

복식호흡 10회(약 2분)

세트 만으로 OK

취침 전 일과로 삼으면 약 3주 만에 몸의 변화를 느끼실 수 있습니다.

이 페이지는 '갑상샘 호르몬 수치가 정상이 됐다', '난자 상태가 좋아져 임신했다', '감정 기복이 사라졌다' 등의 후기가 많은 자세들로 구성했습니다.

참고로 저는 매일 밤 반드시 '솔잎 세우기'를 하는 것이 일과입니다. 매일 컨디션이 좋은 건 물론 갑상샘 호르몬 중 '하시모토병'의 위험성이 있는 호르몬 수치가 다소 높았던 것이 약 반년 만에 정상 수치로 안정되었습니다.

07 수면의 질 향상

1 맷돌 돌리기(10수)

배의 큰 근육을 스트레칭해 혈류를 개선한다.

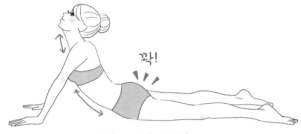

꽉!

복식호흡 10회(약 2분)

2 물떼새(21수)

허벅지의 큰 근육을 스트레칭해 혈류를 개선한다.

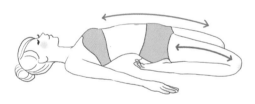

복식호흡 10회(약 2분)

　머리말에서도 이야기했지만, 48수 요가를 처음 했을 때 가장 크게 느꼈던 것이 '수면의 질 향상'이었습니다. 어릴 때부터 밤잠을 설치기 일쑤였습니다, 아침에 약한 불면 생활의 일인자였던 저조차도 푹 자고 다음 날 아침에도 상쾌하게 기상할 수 있다니 상당히 놀랐습니다.

　이전에 올림픽 선수의 근육 측정을 담당하는 스포츠 닥터와 한 방송에 함께 출연했을 때 자기 전에 하면 좋다고 추천받은 것이 바로 이 자세의 구성이었습니다. 포인트는 뭐니 뭐니 해도 '릴랙스 신경인 부교감신경을 우세하게 해 혈류를 촉진하는 것'이라고 합니다.

3 휘감기(1수)

심신을 깊게 릴랙스해 부교감신경을 우세하게 한다

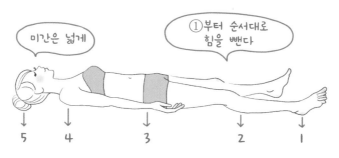

복식호흡 10회(약 2분)

① 세트 만으로 OK

큰 근육을 스트레칭해 혈액순환이 좋아지고 체온이 올라갑니다.
쉽게 잠에 들지 못하는 분은 목욕 후에 해 보시는 걸 추천합니다.

수면은 피로 회복이나 스트레스 해소뿐만 아니라 정보 및 기억 정리, 호르몬 분비, 면역력 향상 등 생명 활동 유지와 생활의 질 향상에 있어서도 중요한 리셋 시간입니다. '스트레스로 잠을 설쳐 자도 자도 피로가 풀리지 않는다', '잠들어도 금방 눈이 떠 진다', '잘 일어나지 못하고 아침부터 몸이 무겁다' 등의 증상이 있으신 분께서는 수면의 질이 나쁘면 두통과 우울증, 짜증, 체취, 집중력 결여로 인한 부상으로 이어질 수 있으므로 함께 수면의 질을 제대로 높여 봅시다.

마치며

세 살 무렵 할머니가 다니는 침술원에 따라가 할머니 등 위에서 조용히 타들어 가는 쑥뜸의 불을 바라보는 것을 무척 좋아했습니다. 뜸 연기로 둘러싸인 어두컴컴한 방 안에서 천천히 흘러가는 시간과 향기에 마음이 편해지곤 했던 어린 시절의 기억은 지금까지도 선명히 남아 있습니다.

돌이켜 보면 그때부터 동양 의학에 대한 탐구가 시작된 것일지도 모르겠습니다. 침술원 안에 붙어 있는 전신 경락도를 바라보거나 발에 있는 혈자리도를 보고 외워 가서는 아버지를 실험대 삼아 연습하곤 했습니다.

그리고 어릴 적 애독서는 『인체 도감』이었습니다. 우리 어머니는 간호사를 은퇴한 뒤 양호 교사로 계셨는데, 탐구심이 매우 강해 집 거실 테이블에 동물의 두개골이나 턱뼈, 때로는 포르말린에 담긴 소의 눈알을 올려 놓으시곤 해 놀러온 친구들이 기분 나쁘게 생각하지 않았을까 싶습니다(웃음).

중학교 때의 추억으로는 폐암으로 투병 생활을 했던 아버지를 간호했던 것입니다. 2년 반에 걸친 투병 생활로 암 환자의 케어와

수발드는 법을 배웠습니다. 중학교 3학년 여름, 아버지는 40대의 젊은 나이로 돌아가셨지만, '인간은 반드시 죽는다'라는 것을 가르쳐 주었습니다.

어떤 사람에게라도 때는 찾아오고 태어난 순간부터 죽음을 향해 걷기 시작합니다. 끝이 정해진 인생, '어떻게 살고 어떻게 죽는지'가 무척이나 중요한 과제라는 걸 알게 되었습니다. 인생을 풍요롭게 영위하는 방법은 '육체적 건강'과 '정신적 건강'만으로 족하다고 생각합니다.

대학과 전문학교에서 심리학을 전공했을 당시 세상의 풍조는 '안티 동양 의학'이었습니다. 학교에서는 현대 의학을 공부했었기 때문에 선생님께서는 '과학으로 증명되지 않은 건 믿지 말라'라고 교육하셨지만, 제 체질을 근복적으로 개선시켜 준 것은 두말할 것 없이 동양 의학이었습니다.

창업 전에는 재택 요양보호사 일을 하면서 정말 가지각색의 질병과 증상을 가진 환자들을 담당했습니다. 당시 독학으로 배워 온 동양 의학적 식단 팁과 마사지를 조금 선보인 것만으로도 좋은 반응을 얻을 수 있었습니다.

그리고 오늘날, 현대 의학계에서도 동양 의학의 우수함이 다시 조명받고 있습니다. 애초에 현대 의학과 동양 의학은 특기 분야가 다릅니다. 해외에는 각각의 특기 분야로 환자를 케어하는 '통합 의료'가 당연시되는 나라도 있습니다. 종합병원 중에서는 '아유르베다과'가 있어 현대 의학으로 아우를 수 없는 치료의 애프터 케어나 예방 분야를 커버합니다.

이번에 '48수 요가'를 다룬 것도 그 효과는 물론 일본에서 통하는 유머러스함과 우수한 역사적 의학의 존재를 여러분께 알리고 싶어서였습니다. 또한, '성애'에 대해 '세속적'이라는 이미지가 선행되는 현대 사회에서 '성애'에 대한 인식과 중요함을 다시 한 번 생각해 볼 계기가 되었으면 하는 두 가지 바람이 있습니다.

심리학, 그리고 인체에 대해 공부하며 일을 통해 여러 사람과 접하다 보면 체질 개선, 피로 회복, 마음의 안정, 컨디션 안정 등의 건강은 결국 '자율신경의 안정'이 기초하여야 한다는 것을 알 수 있습니다.

또한, 자율신경을 안정시키는 데 가장 중요한 것은 '마음의 안정'을 얻을 수 있고 스트레스가 없는 상태가 되는 것인데, 이를 위해서는 '애착 형성=살과 살을 맞대는 어태치먼트'가 필요하다는 사실로 어떤 식으로든 귀결된다는 생각이 듭니다.

인간의 기본적인 인격은 4세까지 완성된다고 하며 애착 형성은 그중 핵이 되는 부분입니다. 어린 시절 부모님이 머리를 쓰다듬어 줄 때면 어딘지 모르게 안심이 되던 가족에게서 비롯한 애정, 자립하고부터는 동료나 친구와 맺는 호의와 신뢰 관계에서 비롯한 정신적 애정, 그리고 사랑하는 파트너와 함께 키워나가는 사랑과 체온, 온기의 공유입니다.

실제로 제가 운영하는 아유르베다 살롱에서는 자율신경 실조증으로 10종류에 이르는 약을 복용하고 계셨던 분이 한 번의 오일 트리트먼트로 몸 상태를 급속도로 회복하더니 시술할 때마다 약의 복용량이 줄어 컨디션이 완전히 좋아졌다는 분이 여럿 계십니다. 살롱에서의 시술도 테라피스트와 고객 간의 체온과 온기를 공유하는 행위에 해당하기 때문에 이러한 '치료'가 얼마나 효과적인지 알 수 있습니다.

성애를 비롯해 애정이나 온기, 호의는 사람이 건강하게 생활하는 데 있어 절대적으로 필요한 것들입니다.

'남성'인지 '여성'인지의 성별은 개인이 정하는 것이라고 개인적으로는 생각하기 때문에 본서에서는 '파트너'라는 표현을 사용했습니다. 자신의 몸을 케어하고 소중히 하며 사랑하는 파트너와의 충만한 관계를 위해 활용해 주셨으면 합니다.

진심으로 여러분의 마음과 몸의 사랑으로 가득한 건강을 기원하고 있겠습니다.

일본여성헬스케어협회 회장/주식회사 로사 대표이사
스즈키 마리

참고 문헌

- 『医心方房内 現代語完訳』丹波康頼撰, 吉田隆 譯, 芳賀書店
- 『医心方事始 日本 最古의 医学全書』槇佐知子 著, 藤原書店
- 『官能美術史』池上英洋 著, 치쿠마학예문고
- 『카마 수트라』Vatsyanana Banana, 大場正史 譯, 角川文庫
- 『春画의 色恋 江戸의 무츠고와「四十八手」의 世界』白倉敬彦 著, 講談社学術文庫
- 『에도의 성생활, 밤에서 아침까지』역사수수께끼탐구회, KAWADE夢文庫
- 『에로틱 일본사』下川耿史 著, 幻冬舎新書
- 『図説 吉原事典』永井義男 著, 朝日文庫
- 『図解 吉原遊郭 花魁의 비밀』小菅宏 著, 綜合図書
- 『베일을 벗은 인도 무술』伊藤武 著, 出帆新社
- 『아유르베다와 마르마 테라피』Dr. David Frawley, Dr. Subhash Ranade, Dr. Avinash Lele 共著, 上馬
  塲和夫, 西川眞知子 共譯, 産調出版
- 『차크라 바이블』Patricia Mercier 著, 田嶋怜 譯, 産調出版
- 『YOGA 포즈 大全』Satori Sankara 著, 久保玲子 監修, 成美堂出版
- 『모두 알 수 있는 동작・운동별 근육・관절 구조 사전』川島敏生 著, 栗山節郎 監修, 成美堂出版
- 『근육・뼈 메카닉스 재활 치료와 스포츠를 위한 기능해부학』山口典孝 著, 左明 秀和시스템
- 『인체 마이크로 대모험』坂元志歩, 高間大介, 伊達吉克, NHK스페셜취재반 共著. NHK出版
- 図録『특별전 인체의 신비에 대한 도전』国立科学博物館
- 섹스 四十八手 완전 가이드 panpan（web site）
- 『四十八手 作画48』sakuga48（電子書籍）
- 게이오기주쿠대학 의학부「뇌경색에 의한 病態 진행 구조를 해명」吉村昭彦 교수 연구팀（web site）

[저자 소개]

스즈키 마리

일본여성헬스케어협회 회장. 주식회사 로사 대표이사. JOHORETCH(조호레치) 개발자. 일본 아유르베다 학회원. 아유르베다 마이스터(일본 테라피스트 & 마이스터협회 인정). 국제 약선사/중의(中医) 약선사. 아유르베다 살롱 ROSA에서 테라피스트, 조호레치 인스트럭터로 활동 중. 2010년 '수도권 베스트 테라피스트'로 선정됨. 클라이언트는 국내는 물론 뉴욕 및 두바이 등 해외에서 요청이 쇄도하여 이미 5,000명을 돌파했으며, 재등록률은 80%를 웃돈다. 칼럼 집필, 잡지 감수, 유명인 및 탤런트의 개인 지도를 진행하고 있다.

■ 아유르베다 살롱 ROSA 오지가미야(王子神谷) http://ayur-rosa.com/
■ 조호레치 스튜디오 록본기(六本木) https://www.johoretch.com/
■ 호르몬 밸런스 관리 앱 「조호른(女ホルン)」

에도시대 유녀에게 배우는

요가 소녀경經

초판 1쇄 인쇄 2020년 7월 20일
초판 1쇄 발행 2020년 7월 27일

저자   스즈키 마리
역자   북스타편집부

펴낸이   박정태
편집이사 이명수   출판기획   정하경
편집부   김동서, 위가연
마케팅   박명준, 김유경   온라인마케팅 박용대
경영지원 최윤숙

펴낸곳   북스타
출판등록 2006. 9. 8 제313-2006-000198호
주소   파주시 파주출판문화도시 광인사길 161 광문각 B/D
전화   031-955-8787   팩스   031-955-3730
E-mail   kwangmk7@hanmail.net
홈페이지 www.kwangmoonkag.co.kr
ISBN   979-11-88768-25-7   13510
가격   14,000원